适应论：
认知人体的内在生命力

Adaptation Theory: Cognition of Internal Vitality in Human Body

主　编　吕国蔚　吉训明　李思颉

副主编　任长虹　赵文博　马红蕊

科学出版社

北　京

内 容 简 介

本书由我国著名神经科学专家吕国蔚教授及国内其他神经科学、适应医学、老年医学等方面专家及研究人员共同编撰，内容汇集了本领域众家之所长，既包含前沿生命科学理论及实践基础，又不乏笔者在此基础上对生命奥秘的深刻哲学领悟。本书以唯物辩证视角，依次叙述形而上与形而下、自然与生命、压力与应激、健康与疾病、自愈与适应、医疗与养生、临终与死亡等方面的对立与统一，侧重揭示疾病过程中出现的损伤与防护、代偿与再生和自愈与适应等内容的辩证内涵，深入浅出，期望读者在更高、更深的层次上理解生命、认识疾病，以指导医疗养生，营造与驾驭人生。

本书以通俗易懂的语言向读者阐明适应机制在生命自然过程以及机体疾病疗愈和健康促进中的重要性，因此所面向的读者对象类别广泛，主要涵盖对生命科学、老年医学、适应医学等具有浓厚兴趣的医疗从业人员及大众群体。

图书在版编目（CIP）数据

适应论：认知人体的内在生命力/吕国蔚，吉训明，李思颉主编. —北京：科学出版社，2023.1

　ISBN 978-7-03-073615-4

　Ⅰ．①适…　Ⅱ．①吕…　②吉…　③李…　Ⅲ．①医学哲学-研究　Ⅳ．①R-02

中国版本图书馆 CIP 数据核字（2022）第 199229 号

责任编辑：罗　静　高璐佳 / 责任校对：杨　赛
责任印制：吴兆东 / 封面设计：无极书装

科学出版社 出版
北京东黄城根北街 16 号
邮政编码：100717
http://www.sciencep.com
北京中科印刷有限公司印刷
科学出版社发行　各地新华书店经销
*
2023 年 1 月第 一 版　开本：720 × 1000　1/16
2025 年 1 月第二次印刷　印张：10
字数：197 000
定价：88.00 元
（如有印装质量问题，我社负责调换）

编写人员名单

主　编　吕国蔚　吉训明　李思颉

副主编　任长虹　赵文博　马红蕊

其他编写人员（按姓氏笔画排序）

丁晓琳　王　晶　王小洁　杨　勇

邵　国　徐　珺　徐佳丽　黄双凤

序 言

　　在浩瀚的宇宙中，什么是永恒的？答案也许有多种，也许有人说生命是永恒的，因为生命是认识世界、探索未知、创造奇迹的物质和精神基础。在生命世界里，人类是渺小的，也是伟大的！

　　在宇宙历史长河 138 亿年的发展变迁中，人类社会有文字记载的历史仅短短的 4000 余年，有太多的谜团有待探索及解答。但人类在不断进取中前进，在对从宏观宇宙到微观世界的认识中均取得了长足的进步。人类通过获得的成就来认识世界和改造世界，能够"透过现象看本质"，欣赏到雾里看花背后的无限风光。回顾生命医学的进步和发展，无不体现了无数先哲通过自己的智慧和努力，创造出系统、创新的造福人类的成就。当人们为了进行生命医学研究，经历了艰辛劳动和不懈努力后，总渴望着有新的发现、新的收获及新的希望。对未知世界奥秘的好奇也许出于潜意识中对未知世界的渴望，我们希望踮起脚尖去眺望远在天边近在眼前充满神奇的大千世界。对生命医学的认识、探索及创造一直都伴随着认识和改造世界的方法论的发展和提升。

　　吕国蔚教授带领团队编撰的这本专著——《适应论：认知人体的内在生命力》，从独特唯物辩证视角理解生命、认识疾病、解读医学、感悟人生，诠释了生命内涵及意义，是一部以生命-医学-人生为主线的力作！相信对于广大读者是非常好的大作。

王松灵

中国科学院院士

首都医科大学副校长

2022 年 9 月 27 日

前　言

　　自然界的季节轮回、气候变换、日月更替、潮汐翻涌等现象，无一不以最质朴的形式向我们展示着宇宙万物相互作用的客观规律，而在这种相生相克的秩序下，生命，成为顺应自然的伟大存在，可以说，生命的产生及有序更迭，生命与自然环境的和谐共处，是推进生命科学及自然科学前进的动力。

　　适应是生命与自然环境相互作用的重要桥梁，若想生生不息、代代繁衍，生命就需要通过内在的调整或外在的选择与自然环境的条件达成吻合，同样，自然环境的稳态也需要生命的持续参与。二者相互选择、相互交融、相互克制、相互依存。不论是中国古代哲人在《庄子》《道德经》等著说中提出的"化生"学说，还是西方科学家对于进化学说的逐层演绎，都突出了适应在生命进化过程中的推进作用。

　　对于人类而言，生命是人生最宝贵的。《素问·宝命全形论》，以"宝命全形"为第一要务，论述了人与自然的密切关系，创建了生命医学模型，指出人类要保护自己的形体和生命，就必须遵循自然规律来养生与防治疾病。

　　医学是维护健康、防治疾病、促进康复和救死扶伤的科学知识体系，是与每一个人的生老病死极为相关的一门科学。医学科学的对象是人，人的生命活动和疾病过程极其复杂多变，生命医学应用不同的仪器设备和操作技术无疑是不可或缺的，但最为重要的"仪器"或"设备"乃是人脑本身，是人的智慧和思维，特别是唯物辩证思维。

　　适应医学是现代医学不可或缺的重要分支，一代代科研工作者前赴后继不断探索，在该领域取得了重要的成绩，然而，相比生命机体纷繁复杂的生理、生化、分子生物学等机制，这些成绩仍是冰山一角，要想使冰山完全浮出水面，或许是一条十分漫长而辛苦的道路。之所以如此艰难，是因为适应医学的核心在于"变化"和"更新"。古希腊哲学家赫拉克利特（Heraclitus）通过提出"人不能两次踏入同一条河流"阐释了"变"的哲学意义，适应论亦是如此。从宏观角度看，生命的种群演替，物种的灭亡，新物种的产生，均是随自然条件变化不断发生的变化，为何变化、怎样变化、变化后带来的影响，这些问题均不可妄下定论，需要综合自然界各方面因素进行考虑。从微观角度看，生命体的每一个细胞都是一个完整的生物工厂，细胞器各司所能，相互协作，保障各种生理生化反应在这个复杂的工厂中稳定运作。然而，这种运行模式并不是单一的流水线工程，细胞信号转导通路会随机体的健康或疾病状态源源不断地产生新的作用机制，从成千上万的机制中抽丝剥茧找到目标机制，这对于科研工作者来说无疑是一个巨大的挑战。此外，所谓"流水不腐，户枢不蠹"，适应使生命体在自然环境的选择中不断更新，以期更好地与自然环境长期共存。一旦这种更新停止，生命则会受到沉重的打击，有时甚至是致命的或者摧毁性的打击。

因此，探索适应医学的过程，就是探索生命体不断变化和更新的过程。机体从健康的状态到产生疾病的状态，从某种意义上讲即是机体的生理生化机制无法得到正确的更新，或者产生了错误的变化。而医疗的意义，就在于纠正机体错误的变化，使机体得到正确的更新，从疾病状态恢复为健康状态。

可见，人体的奥秘远比我们想象中的深远，人体内在的生命力也远比我们想象中的强大。本书将带领读者从适应论角度出发，解释人体自然的生理现象，以适应论为依据，探索人体疾病发展与健康转归之间的关系，希望可以为广大读者群体答疑解惑，一起深入了解生命科学。

编者

2022 年 9 月

目 录

第一章　形而上与形而下

形而上、形而下是关于哲学的界定，是中国古代的哲学术语。《周易·系辞上》中写道："形而上者谓之道，形而下者谓之器。"认为法则是无形的，称为形而上；器用之物是有形的，称为形而下。亚里士多德（Aristotle）将哲学定为"形而上学"，即"物理学之后"（metaphysics）（这里所谓"物理学"，在很大程度上就是"科学"的代名词）。在亚里士多德看来，哲学是在科学"之后"（也就是"之外"）的学术，哲学研究的是"形而上"的问题。形而上与形而下是贯通的还是分离的，是中西方哲学乃至中西方文化的一个重要差别。

西方文化的传统，无论是哲学还是近代兴起的实证科学，都在追求变动世界背后的本质或本原，追求现实之外的普遍真理。这是一种二元分离乃至对立的哲学模式，本质与现象、本原与现实因为对立而无法统一。在现实生活中，这种取向会转变成对标准的追求，认为只有建立一个普适化的标准，才能把握事物的本质。实际上，用标准来规范个体，常常会导致个体差异被抹平。

哲学并不等于形而上学。中国文化的传统从不把现象与本质、形而上与形而下割裂开来。正如《周易·系辞上》中的"道"与"器"在名义上虽然可以分开，但在现实中无法分开："道"不离"器"，"器"不离"道"。宋明理学在形而上层面有了颇为深入的思考，但"理"和"气"同样是不可分离的。在《朱子语类》卷一，理气上篇，朱熹认为，"理形而上者，气形而下者""天下未有无理之气，亦未有无气之理"。作理论分析时需要区别"理"和"气"，但在现实世界，"理"和"气"是融为一体的。有一些问题是哲学的课题。《论语》记载，子游说子夏的学生在洒扫、应对、进退等日常礼仪上的表现是不错的，但这些都是细枝末节，根本的道理却没有传授。子夏听说了以后，大不以为然：不从人伦日用入手，怎么能认识天道性命呢？理学家对子夏的话非常推崇，认为"凡物有本末，不可分本末为两段事，洒扫应对是其然，必有所以然"。"然"背后必有"所以然"，两者是统一的。"道"就在人伦日用中，不是离开现实另外有"道"。爱因斯坦深知"哲学是全部科学研究之母"；蔡元培也认为，学术可分为两个词，学为学理，术为应用；只有哲学才是学，"术必以学为基本"。

概念层面的逻辑分析与纯理性在中国文化里确实没有得到很好的发展，但"道不远人"的实践性正是中国文化的特色和优势。对于如何理解老子《道德经》中的"道"，有人分析"道"到底是精神实体还是物质实体，这是西方哲学的思维方式在起作用。要去思索独立于万物之外的本原，如从整体上理解老子的思想就会发现，不是有个"道"独立于万物之外，而是"道"就在万物之中。"天得一以清，地得一以宁"，天从"道"得到"清"的特性，地从"道"得到"宁"的特性，"道"在不同事物上表现为不同的特性。老子最推崇水，"上善若水"，观水可以悟"道"。水是无形的，但又可以随物赋形。如果撇开这些去研究"道"是精神实体还是物质实体，显然就偏离了老子最核心的思想。

人类创造了多种多样的文化。正因为有类型上的差异，文化的互补才有可能。当下，我们要学习西方文化的优点，但前提是要有文化主体性。以西方哲学为标准来解读中国哲学，就不可能了解中国哲学自身的特性。只有转变思维方式，才能理解中国文化本身的独特价值，更好地选择性吸收西方文化的精华，用中国智慧去思考和解决中西医学课题。

一、唯物辩证法

唯物辩证法的基本规律：对立统一规律、质量互变规律、否定之否定规律，在哲学上的普遍性达到极限程度。辩证法是黑格尔在《逻辑学》中首先阐述的，后人将它从《逻辑学》中总结和提炼出来，从而使辩证法的规律变得更加清晰。辩证法规律揭示的全是极限本质之间的联系，是抽象程度最高的产物。尽管辩证法的规律都是从概念的推演中抽象出来的，但是这些规律完全与客观现实的本质运动相一致，因此它们都是具有极限真理的客观规律。

对立统一规律：事物的矛盾规律，揭示事物联系的根本内容和发展的动力，是唯物辩证法的实质和核心。

质量互变规律：任何事物都具有质和量这两种规定性，质是指一事物区别于其他事物的内部规定性，量是指事物存在和发展的规律。一定的事物都具有一定的质和一定的量，是质和量的统一体。保持事物质的数量的界限就是度，度是质和量的统一。

否定之否定规律：肯定—否定—否定之否定，是事物矛盾运动的进一步展开，提示事物发展的总趋势是前进的、上升的，而事物发展的道路则是曲折的，事物发展是前进性和曲折性的统一。肯定—否定—否定之否定，是经过两次否定，三个阶段的周期性过程，只有全部走完这个周期性过程，才能完全解决矛盾，并使新事物日益完善。

唯物辩证法的基本范畴如下。

A）现象和本质

现象和本质是揭示客观事物的外在联系和内在联系相互关系的一对范畴。现象是事物的外部联系和表现特征，可以直接被人们的感官感知；本质在事物的内部，只能通过抽象思维去把握。现象是个别、片面的东西；本质是一类现象中一般的、共同的东西。现象多变、易逝，比本质丰富、生动；本质则相对稳定，比现象单纯、深刻。现象与本质又是统一的，本质离不开现象，任何本质都要通过一定的现象表现出来，不表现为一定现象的纯粹本质是不存在的；现象也不能脱离本质，本质决定现象，即使是同本质鲜明对立的假象，也为本质所决定，也是本质的一种表现。现象和本质的对立，说明科学研究的必要性，现象和本质的统一决定科学研究的可能性。科学的任务就是通过现象去认识本质。在实际工作中，要注意把现象作为入门的向导，透过现象去认识本质，不要为假象所迷惑。

B）原因和结果

原因是指引起一定现象的现象；结果是指由原因的作用而引起的现象。在现实世界中原因总是伴随着结果，结果一定是由一定原因引起的。在无限发展的链条中每一现象发展的原因和结果往往是相互作用、互为因果的，即因果循环。承认因果联系的客观普遍性是进行科学研究、获得科学认识的前提。科学研究在一定意义上，就是揭示事物因果联系，从而提出解决问题的方法。正确地把握因果联系，有利于总结实际工作经验。总结工作经验时，不仅要肯定成绩，发现错误，而且要找出取得成绩和产生错误的原因，才能不断推动工作开展。准确地把握因果联系，能增强工作中的预见性，预见今后工作中可能产生的结果，及时采取措施，防止和排除不利结果。

C）内容和形式

内容和形式是提示事物内在要素和结构及其表现形式之间关系的一对范畴。内容是指事物的内在要素及其相互之间的关系，主要包括事物的构成成分、内在特征、运动过程以及发展趋势；形式是指事物各要素之间的结构及其表现方式。内容活跃易变；形式则相对稳定。内容不同于形式，内容决定形式；形式对内容有反作用。由此形成内容和形式之间的矛盾运动，不断地使形式与内容之间由相对适合到相对不适合再到相对适合地发展。在工作和研究中，要注重内容，善于选择合适的形式，根据内容与形式矛盾运动的原理，推动事物的发展。

D）必然性和偶然性

必然性是指客观事物联系和发展过程中合乎规律的、一定要发生的、确定不移的趋势；偶然性是指客观事物联系和发展过程中并非确定发生的，可以这样出现，也可以那样出现的不确定的趋势。必然性在事物发展中居支配地位，决定事物的发展方向，是事物发展中持久稳定的趋势；偶然性居于次要地位，不决定事物的发展方向，是暂时的、不稳定的趋势。必然性和偶然性又是统一的，必然性存在于偶然性之中，没有脱离偶然性的纯粹的必然性。必然性通过大量偶然性表现出来，并为自己开辟道路；偶然性体现必然性，并受制于必然性。没有脱离必然性的纯粹的偶然性。偶然性是必然性的表现形式和补充，凡是存在偶然性的地方，其背后总是隐藏着必然性。任何偶然性都不能完全地、绝对地摆脱必然性的支配和制约。必然性和偶然性在一定条件下可以相互转化。由于事物范围极其广大和发展的无限性，必然性和偶然性的区分是相对的。在一定条件下，偶然性可以转化为必然性，必然性也可以转化为偶然性。掌握客观必然性是科学认识和实践的基础。只有立足于必然性，努力研究揭示必然性，才能使科学研究沿着正确的方向发展。在科学研究中偶然性的作用也不能忽视，只有认识偶然性在事物发展中的作用，才能注意利用一切的偶然因素去推动科学发展，防止和消除不利的偶然因素的影响。

E）可能性和现实性

可能性是指包含在事物中的、预示事物发展前途的种种趋势，是潜在的、尚未实现的东西。现实性是指包含内在根据的、合乎必然性的存在，是客观事物和现象种种联系的综合。可能性是尚未实现的东西，不是现实性；而现实性则是已经实现了的可能性，已不再是可能性。可能性和现实性又是统一的，两者相互依赖、相互转化。可能性存在于现实性中，离开现实性，就谈不上可能性；现实性也离不开可能性，没有可能的东西，不会成为现实，任何现实都是由可能转化来的，可能性在一定条件下转化为现实性；现实性又产生新的可能性，即现实性转化为可能性。事物的发展是一个不断由可能向现实转化的过程。

可能向现实转化需要客观条件，还需要主观条件、主观能动性。人们的一切工作必须立足于现实，从现实出发制订我们的方针、方案、计划。只有从现实出发，才能正确分析种种可能性，正确预见未来，使主观能动性的发挥建立在可靠的基础上。在制订计划、方案前要注意分析可能性的各种情况：可能和不可能、现实可能和非现实（抽象）可能、好的可能和坏的可能，以及或然率，可能性在量上的大小。我们要发挥主观能动性，争取将好的可能性转化为现实，避免坏的可能性转化为现实，从最好处努力，向最坏处准备，使自己处于主动地位。

唯物辩证法的基本观点：唯物辩证法是关于联系和发展的科学，联系的观点和发展的观点是它的总特征，唯物辩证法的三大规律都是讲发展的，五大范畴都是讲联系的。联系的观点，即物质世界是一个普遍联系的统一整体。联系是指事物内部要素之间和事物之间的相互影响、相互依赖、相互作用。联系是客观的、普遍的，联系的形式是多种多样的。发展的观点，即物质世界是不断发展的世界，运动是宇宙间一切的存在方式。发展是指事物由简单到复杂、由低级到高级的运动过程，它的实质是新事物的产生和旧事物的灭亡。发展是客观的、有规律的、一分为二的观点。唯物辩证法主张全面地看待事物，既要看到普遍联系，又要承认它们之间的区别；既要看到事物运动的绝对性，又要承认事物的相对静止；既要看到事物的正面，又要看到事物的反面；既要看到个别，又要看到一般。

唯物主义坚持物质第一性，意识第二性，主张认识是对客观物质的反映。马克思主义将实践的观点引入认识论，科学地说明了实践是认识的基础。认识的主体和客体都是在实践中生成和发展的，认识不再是对客体的消极直观反映，而是对客体的能动反映。马克思主义认识论将辩证法贯彻于认识过程，阐明了认识是一个充满矛盾运动的过程，是一个随实践发展由浅入深，由低级到高级的永无止境的辩证发展过程，从而消除了旧唯物主义反映论的僵化不变的形而上学缺陷。在马克思主义认识论中，实践的观点是第一的和基本的观点。

二、自然辩证法

自然辩证法是马克思主义和恩格斯思想的自然观及自然科学观的反映，体现了马克思主义哲学和恩格斯思想的世界观、认识论、方法论的统一，构成马克思主义哲学的一个组成部分，是由马克思、恩格斯在19世纪自然科学及哲学思想和社会发展的背景下建立起来的，是关于自然界和科学技术发展的一般规律以及人类认识和改造自然的一般方法的科学，是恩格斯的《自然辩证法》（*Dialectics of Nature*）所开创的研究领域。

自然辩证法提供了丰富的辩证内容和思想范畴，不断总结和概括各门自然科学的最新理论成果，并提升到哲学高度加以阐明，形成了物质与运动、系统与层次、结构与功能、平衡与非平衡、有序与无序、可逆与不可逆、对称与非对称、进化与退化、渐变与突变、简单性与复杂性、精确性与模糊性等一系列既具有科学性又具有哲理性的辩证范畴，是指导自然科学研究发展的思想武器，给人们以深刻的思想启迪和实际指导，为科技工作者提供科学的认识论和方法论。历史表明，无论自然科学之兴盛，还是社会科学之昌明，都与方法论的发展和完善息息相关，以理论思维形态表现出来的认识工具、科学方法论是任何一个理论体系的精华。

自然辩证法科学地解决了人与自然的关系问题，从而为人类自身的健康发展奠定了坚实的思想基础。在辩证唯物主义自然观下，生命科学研究应该更加重视人与自然的协调发展。人是自然界长期发展的产物，人出现的同时也产生了人与自然的关系。人与自然之间是一种对立统一的辩证关系。我们的任务就是在对立中求统一，在矛盾中求发展。进一步树立辩证唯物主义的自然观，掌握和运用科学的思维方法去探索生命科学研究与人类及自然环境的内在自然规律，对促进人口、资源、环境的可持续发展，以及促进生命科学的发展和人类自身的发展都有重要的意义。

科学是哲学的基础，哲学为科学实施方法论提供指导，科学是哲学的具体材料。自然辩证法具有自然科学和哲学的双重性质，既从哲学的角度对自然界、科学技术的发展规律与科学技术方法论进行探讨，也从自然科学的视角阐述哲学的内涵，进而充实哲学构建的基石，使哲学发展具有坚实的自然科学基础。

遵循辩证法的规律可以逐步揭示自然界的一些特殊的规律。生命科学工作者在进行生命科学研究过程中，自觉不自觉地会形成自己关于自然界的一些看法，这一过程本身就是生命科学工作者对自然科学所描绘的自然图像的进一步普遍化，从而形成一定的自然哲学思想的过程。自然辩证法对生命科学研究发展的指导不仅体现在自然观上，也体现在方法论上。生命科学工作者对方法的推敲、对理论的描绘、对观点看法的领悟离不开哲学思想的指导。恩格斯的《自然辩证法》依据当时的自然科学成果，描绘了整个自然界发展的辩证图景，运用丰富的自然科学材料阐发了辩证法的基本规律，研究了各门自然科学的辩证内容，把自然科学揭示的自然界的辩证法同自然科学认识发展和研究方法的辩证法联系起来研究，认为辩证法是唯一的、最高度地适合于自然观的这一发展阶段的思维方法。

　　只要能掌握和运用"自然辩证法"的内在知识结构和逻辑结构，在面对以哲学和自然科学知识为主体的复杂知识体系时，头脑中就能形成诸多既有差异又能相通的结构思维。涉及生命起源的遗传工程的研究是探索生命奥秘的另一个重要组成部分，20 世纪 80 年代以来随着生物技术的发展，基因工程也有了深入和迅速的发展，特别是人类基因组计划的实施、人体胚胎干细胞的研究、克隆动物的成功等生命科学的成就，既能使人们认识到生命科学的重要意义，也能使人们意识到自己身上所肩负的重大使命。现代科学技术革命日益深化，新技术不断涌现，给传统的伦理道德观念带来了新课题，如试管婴儿技术引起的伦理和法律问题；器官移植对人格问题的影响；克隆技术和干细胞技术的社会风险问题；转基因食物的安全问题；安乐死是否道德的问题；等等。微生物学的奠基人巴斯德说，"在观察领域中，机遇只偏爱那种有准备的头脑。"一个人是否能捕捉住成功的机遇，关键就在于内因，也就是说自己的主观努力。比如，2005 年诺贝尔生理学或医学奖获得者巴里·马歇尔（Barry Marshall）和罗宾·沃伦（Robin Warren）自 1981 年合作以来，经过多次失败之后发现幽门螺杆菌是导致胃炎、十二指肠溃疡或胃溃疡的关键因素，打破了当时已经流行多年的，人们对胃炎和消化性溃疡发病机制的错误认识，被誉为消化病学研究领域的里程碑式的革命。由于他们的发现，溃疡病从原先难以治愈、反复发作的慢性病，变成了一种采用短疗程的抗生素和抑酸剂就可治愈的疾病，从而大幅度提高了胃溃疡等患者获得彻底治愈的机会，为改善人类生命质量做出了巨大的贡献。可见，"有准备的头脑"，在这里是指为了达到目标，通过主观努力而积累起来的主观条件，机遇只有通过人们的主观努力，才能真正在人类的发展中起作用。

三、医学辩证法

（一）科学哲学

科学与生命的关联，是一个哲学问题。对这个问题的深入思考和探讨，不仅有助于我们从新的视角来理解科学及其意义和价值，而且有助于我们从新的视角来理解科学哲学及其存在的问题，从而为科学哲学的发展开辟新的方向和途径。人们常常将艺术与生命紧密地联系在一起，将艺术的生命等同于艺术家的生命，这个思想无疑是非常深刻的。如果切断艺术与生命之间的关联，就使人很难理解那种称得上艺术之魂的东西了。然而，人们对科学却很少进行类似的探讨。尤其值得注意的是，现代西方人本主义者往往对艺术与生命和科学与生命两者作截然相反的理解。例如，叔本华认为，"艺术可以称为人生的花朵"，相反，科学给人带来的却是痛苦，并且理智愈发达，痛苦就愈深重。导致科学与生命相对立。实证主义者将科学实证地简化为与人无关的纯粹事实，并且拒绝一切形而上的思考和探讨，势必导致科学与生命的分离。功利主义者将科学简单地归结为工具理性和功利价值，则进一步切断了科学与生命的关联。

事实上，无论对艺术还是对科学都可以从两个层面来思考和把握：一个是形而上层面，另一个是形而下层面。一般说来，艺术与生命的契合在形而上层面，并非在形而下层面。在形而下层面，艺术所遇到的同样是诸如操作、练习、实验、技法、技艺乃至是否有实用和功利价值等方面的问题。换句话说，其实艺术也存在着实证和功利的这一层面，但如果我们从实证主义或功利主义的角度来理解艺术，就很难看到艺术与生命的契合。同样，科学也包括形而上和形而下两个层面。人们之所以看不到科学与生命的契合，关键在于人们对科学与生命的理解只是形而下的，而不是形而上的，因而触及不到科学的生命和科学家的生命，更无法看到科学与生命之间的关联。尽管现代西方人本主义者反对实证主义和功利主义，但他们对科学的理解依然是实证主义和功利主义的，于是，在很大程度上造成对科学与生命问题的曲解。

一旦我们从形而上层面来审视科学与生命，上升到科学与生命的最高境界，我们就会发现，科学与生命、科学的生命与科学家的生命之间是完美契合、交融与合一的。科学与艺术一样，也是"生命的最高使命和生命本来的形而上活动"。对于无数伟大的艺术家来说，他们就是为艺术而生的，艺术就是他们的生命；同样，对于无数伟大的科学家来说，他们就是为科学而生的，科学就是他们的生命。正是艺术与生命完美的契合、交融与合一，才使伟大的艺术得以诞生；也正是科学与生命完美的契合、交融与合一，才使伟大的科学得以诞生。

科学对于生命的意义在于，将科学融入生命，从根本上改变生命的原生态，让生命从量的时代变成质的时代，从而大大提高生命的意义和价值。科学给生命带来无限的乐趣；科学给生命带来别样的体验，这是一种智力探险和挑战者的体验，它激励人们去攀登一个又一个科学高峰；科学赋予生命神圣的使命，它使生命超越自我，同人类的前途和命运紧密地联系在一起；科学赋予生命崇高的境界，这个境界就是不断地追求真善美，并在不断追求真善美的过程中获得自由和解放。同时，生命给科学带来无穷的动力和魅力，从而使科学具有一种最高尚、最纯洁的生命力；生命赋予科学以崇高的理想和精神，这就是科学的理想和精神，也是科学的生命；生命使科学肩负起神圣的职责和使命，那就是为人类服务和造福于人类；生命永远激励科学向着真善美的崇高境界迈进。总之，正是无数科学家的生命赋予科学理想化的人格，为科学塑造了一种形而上的东西，那就是科学的灵魂。

因此，对科学的哲学研究不仅应当涉及科学的形而下层面，还应当触及科学的形而上层面。正如对人的哲学研究，不仅应当涉及人的形而下层面，还应当触及人的形而上层面，即肉身和灵魂一样。不论及形而上的科学本身是没有生命的。它将对科学的哲学研究主要定位在可程序化或逻辑化的知识论、方法论和认识论的层面，并且从根本上切断了科学与生命之间的内在关联。这样的科学哲学显然触及不到一系列关于科学的根本性的问题，例如，什么是科学最深刻的内在动力，什么是科学的生命，人为什么要从事科学研究，科学对生命的意义是什么，生命对科学的意义又是什么，等等。要回答这一系列根本性的问题，科学哲学就有必要重新找回生命之根，找回科学的形而上基础，即生命本体论，走与生命哲学相结合的道路。

科学与生命的结合，将充分体现西方思想和东方智慧，与人文哲学、形而下研究与形而上探索的结合，真正将自然的发现与人的发现两者有机地统一起来将开辟一种全新的、以生命为本体的科学哲学。

（二）人工生命哲学

《哲学动态》2003 年第 5 期刊载了任晓明、王左立的文章，对有关人工生命哲学的兴起、人工生命的哲学问题等进行梳理和分析。文章指出，目前，国内一些青年学者开始关注"人工生命"这一领域的哲学问题，但这一问题尚未引起我国哲学界的重视。"人工生命"是近年发展起来的一门新学科，其研究范围十分广泛，关于人工生命的哲学问题的研究范围也十分宽泛。目前涉及的主要问题有：一是人工生命的定义问题。人工生命的开拓者把地球上的生命仅仅看作是具有特定载体的特定生命形式。他们认为完全可以用别的物质，如计算机作为载体来构造新的生命形式，赋予其生命的特征，使其具有进化、遗传、增殖等功能。许多人工生命的研究者致力于借助人工生命研究去探讨生命的本质、进化的逻辑机制、人工生命研究中所运用的特有方法论等。显而易见，人工生命的研究一开始就具有强烈的哲学旨趣。二是人工生命与信息科学的关系问题。在人工智能领域，关于智能的功能主义被普遍接受，大多数人工智能的实践者用信息论术语来定义智能现象。类似地，许多人工生命研究者也用信息论术语来定义生命现象。三是人工生命与复杂性科学的关系问题。人工生命的核心概念，除了生命本身以外，就是自组织。自组织涉及秩序的维持和发展，从无序到有序的发展是自发的或者自主的，而这种自发性或自主性来自系统与环境的相互作用中系统自身的内在特性，而不是由系统之外的设计者强加于系统的。在这一点上，传统的人工智能与人工生命是对立的。四是人工生命哲学与理论生物学的关系问题。这两个领域有一些共同的哲学问题。例如，生命的本质是什么？能否认为生命就是一种信息处理系统？在生命科学研究中，还原主义的纲领有没有合理性？生物进化的内在机制和动力是什么？人工生命的研究是否有助于理解进化？这些问题为我们进一步探索生命的本质开辟了广阔的前景。

（三）生命哲学

生物学、生命科学和医学科学既是构成哲学基础中不可或缺的组成部分，也深受哲学理论思维和方法论的影响。达尔文以生存定义适应，从物种可变事实到自然选择机制对适应做了科学的阐释，他的进化论思想和适应理论潜藏着不变性，有着恒久的魅力，一直成功地指引着生物医学的发展；被马克思称为"英国唯物主义和整个现代实验科学的真正始祖"的英国哲学家、思想家、作家和科学家弗兰西斯·培根（Francis Bacon），其推崇科学、发展科学的思想一直推动着社会的进步，他的一部与《论语》媲美的欧洲近代哲理散文经典《培根论人生》，体现了培根对人生世态的通透理解，其中充满哲学的思辨，是其人生智慧和经验的结晶，堪称世界散文和思想史上的传世瑰宝。

生命哲学，其核心思想是"竞争"，它总结的是生命发生和发展的一般规律，其教导人们认识环境的"残酷"，而通过改进自身去适应和改造世界，是理性而客观的唯物主义哲学。

唯心主义的生命哲学是对19世纪中期的黑格尔主义（即德国古典哲学）和自然主义或唯物主义的一种反抗。生命哲学家不满意黑格尔所主张的严酷的理性，不满意自然主义或唯物主义所依据的因果决定论，认为这些思想是对个性、人格和自由的否定。他们要从"生命"出发去讲宇宙人生，用意志、情感和所谓"实践"或"活动"充实理性的作用。他们声明自己并不反对自然科学和理性，只说这些经验或知识不完全，必须提高意志、情感的地位，才能穷尽"生命"的本质。但他们夸大生命现象的意义，把生命解释为某种神秘的心理体验，从而使这种观点带有浓厚的主观唯心主义特色。生命哲学对现象学的创始人德国的E.胡塞尔（Edmund Husserl）和主张"信仰意志"的美国哲学家W.詹姆斯（William James）等均有过重要影响，尤其是存在主义者如德国的K.雅斯贝尔斯（Karl Jaspers）、M.海德格尔（Martin Heidegger）和法国的J.-P.萨特（Jean-Paul Sartre）等都继承及发展了生命哲学的观点，他们抛弃了"意志"而改用"存在"表示生命的概念。

唯物主义的生命哲学是从19世纪达尔文《物种起源》所提出的"进化论"开始的，是对生命发生和发展的一系列自然规律的提炼与升华，是理性而客观的哲学。生命哲学的核心思想是"竞争"，即进化论描述的"自然选择"和"优胜劣汰"。竞争是生命发生和发展的动力。从一个精子挑战亿万个竞争者，拼死夺得与卵子结合的机会而诞生生命，到物种建立自己的势力和家族而繁衍后代；从一个种群以其优势存活，到遍布世界，到因其劣势而灭亡的发展过程，这些生命科学现象，是生命哲学依赖的科学基础。

生命哲学的"竞争论"可归纳为：生命以其竞争优势得以存在，生命的发生和发展是一个竞争过程。其在人文水平上升华为：人类社会在生产力优势作用下得到演进，其发展过程是一个斗争和变革的过程。这与历史唯物主义观不谋而合。其在天文学水平上可表述为：宇宙体系有始有终，星体和星系的存在与发展是一个交流和争夺宇宙物质的过程。

唯物主义的生命哲学是一门讲述生命和生命体系（如人类社会、宇宙星系）

发生发展过程的哲学，生命以其优势在竞争中存在和繁衍，提醒人们通过不断提升自身和集体的优势在竞争中取得成功，改善生活和改造世界。

同时，生命哲学解释了大自然对人类的"讨伐"：人类在自己造就的环境中失去了生存优势，变得不适应，而在"优胜劣汰"中存在灭绝的危机。显然，人类也是生物，人类要在适宜生物生存的环境中才有生存优势。保护地球生态环境，也是保护我们自己。

由于科学技术的发展，人们得以从基因水平进一步看透生命的本质，补充生命哲学观。生命竞争优势源于基因，基因的表达和遗传造就了生命个体的竞争本性。对于生命而言，竞争终归是不可避免的。缺少竞争优势的个体将被其他个体所挤压、排斥，缺少竞争优势的种群也将被优势种群吞灭。竞争性对于人类种群来说存在两个极端：个体欲望与集体道德，两者源于基因，在自然环境下均不可排除。欲望与道德的竞争是人类社会永恒的话题。

（四）医学哲学

医学哲学是关于医学领域普遍现象的本质和一般规律的哲学学科。医学哲学的研究对象不是医学及其分支学科所关注的具体现象和具体规律，而是普遍现象的本质和一般规律。因此，它既是医学最高层次的理论学科，又是哲学交叉于医学的分支学科。医学哲学从知性的层面入手，探讨医学"形而上"的思维活动，开阔人们的视野，向医务人员提供辩证思维方法、铸造人文精神、培养关爱能力、提高人文素质。"形而上者谓之道，形而下者谓之器"，道即精神，器即行为。中国哲学主张气一元论、西方哲学主张原子论，表现为整体性与个体性、连续性与间断性、功能性与结构性、无形与有形的对立。中国哲学注重内因，西方哲学注重外因，中医走的是从"整体表象"到"整体思维"的道路。

医学哲学的思想渊源悠久，古代医学家就十分重视医学问题的哲学探究，中国的《黄帝内经》是迄今已知世界上最早、最杰出的医学哲学论著；西方的希波克拉底和盖伦也是医学哲学研究的早期代表。20世纪，特别是第二次世界大战之后，医学哲学成为一门独立学科，逐步形成相对独立的理论体系。医学哲学主要从医学角度全面理解人的本质，把对人的认识理解为生物属性、社会属性、思维属性相统一的生命观、人体观、健康观、疾病观，揭示维护健康与防治疾病的客观规律。

古希腊医学家希波克拉底提出，"医学家必须同时是哲学家"。亚里士多德指出，"哲学应该从医学开始，而医学最终应该归隐于哲学"，世界医学会在《日内瓦宣言》中也倡议，医生应当具备哲学家的全部最好品质。现代医学界与哲学界都在努力寻找两个学科结合的空间与方式，试图构筑一个医学与哲学互相融通的对话平台。对医学生进行哲学教育，是其中一个主要的途径。自 1967年美国宾夕法尼亚大学医学院首次设立医学人文类课程以来，哲学已经成为世界各国各大医学院校为医学生开设的必修课程。医学的特殊性使医学思维具有复杂性与综合性的特征，加强对医学生思维能力的培养和训练，是医学教育的重要课题，也是每一个医学教育工作者的责任。

离开科学的进步，哲学就失去了生存与发展的基础，离开了哲学，科学就很难达到理论的高度。哲学与医学的关系，也受这样的关系制约。医学是自然科学中最关怀现实人生的，而哲学是人文科学中最关怀现实人生的。哲学与医学之间表现出一种最奇特而深刻的关系。哲学与医学的产生、发展与人类对自身的认识发展是同步的。当人类反省自身的存在，思索生命意义的时候，哲学便产生了。当人类关注自身个体生命的需要，为减少身体痛苦而开始努力的时候，医学便产生了。从古希腊到近代，在西方，有很多著名的哲学大师在医学领域有着深厚的造诣，如亚里士多德是马其顿国王的御医，法国哲学家笛卡儿被尊为化学医学学派的鼻祖。中国古代哲学最成功地影响了生命和医学领域，产生了一系列被实践证实的中医理论。中医理论受中国古代哲学的整体观的影响，认为疾病乃人体自身的"小宇宙"与周围环境的大宇宙失去平衡所致，疾病可依阴阳平衡与交替反复的演绎理论予以治疗。

现代生命科学技术高速发展的今天，哲学与医学之间的关系具备了另一深层含义。医学能否为人类服务以及怎样为人类服务，即它的价值取向、社会效应怎样，涉及人的存在方式、人的价值、人的幸福、社会进步方向与文明等一系列哲学问题，需要哲学对医学提出一般意义上的反思和批判，以促进医学向人性化的方向发展。医学的所有重大成就与遇到的重要问题最终都需要提升到哲学层面去理解，如器官移植、脑死亡、安乐死、克隆等，最终都演化成了哲学的话题，需要哲学的讨论与处置。

中国传统思维方式本身就具有辩证性，在人与世界关系的整体性、相关性、变异性等问题上都展现出自身的深刻性，在变异发展、对立统一、整体联系等问题上都有相当精彩的论述，形成了较为发达的辩证思维。中国传统思维往往与人伦宗法相关，重视"天人合一"，但缺乏科学实证基础。中国传统哲学中的辩证思维是朴素形态的，而现代辩证思维是以现代科学为依据的。人类对于哲学辩证思维的认识，经历了一个从自发到自觉的过程，马克思主义哲学的产生标志着人类达到了对哲学辩证思维的完整认识。

19 世纪与 20 世纪之交，恩格斯曾指出，当自然科学积累了庞大的经验知识后，为了确立知识材料之间的内在联系，必然产生一个"复归"的辩证思维运动。21 世纪开端 10 年以来科学与哲学的发展再次证实了恩格斯这一观点的前瞻性。在医学领域，随着高新生命技术的高速发展，现代医学在不断提高人类生命质量的同时，其所蕴涵的生命观、疾病观等都面临新的挑战。人们必须对人类生命过程有一个动态平衡的把握。每一个人类生命个体的出生、成长、衰老、死亡的过程，并非一成不变的，其平衡状态（即健康状态）会随着生命的规律及外界环境的变化而变化，从而展现一种动态的平衡过程。此外，"健康的生命体"也并非完全铲除和消灭了病毒及疾病的机体，而是经受住了层出不穷的疾病的残酷挑战与筛选、生命功能强大、能抵御各种疾病的机体。医务人员，特别是医学生，应有高度的自觉，顺应现代医学发展的新趋势，自觉运用辩证思维的一系列基本方法，从多因素、多角度、多视野认识现代医学发展中出现的新情况、新问题，全面、辩证地认识疾病、健康与人类生命体，更好地面对目前的医学专业学习及日后的医疗服务等实践活动。尤其重要的是，哲学有助于医学生创新思维能力的培养。马克思主义哲学不仅着眼于解释世界，更重要的是着眼于改造世界，在人类对自身的认知不断深化的今天，医疗及生命科学技术能否发展，很大程度上取决于医疗科研技术人员创新思维能力的高低与思维方法的正确与否。

医学的对象是疾病，马克思主义哲学中的唯物辩证法能对疾病的产生、发展做出全面的解释，并对临床决策具有指导作用。历史表明，任何一门具体的医学学科都不能在世界观层次上为我们提供有效的指导，唯有哲学能为人们提供关于人体、生命、健康、疾病以及医学自身全方位的、系统的总体认识，使人们对待具体的医学问题，有一个明确的方向和理论的指导。

马克思认为，世界是物质的，物质是运动的，运动是有规律的。疾病也是一个动态的过程，在疾病的不同时期所需要解决的问题不同。因此，临床诊断时不能只反映某一阶段的变化，还要求能够反映动态的变化。对疾病的诊断与治疗，只有着眼于疾病的发展和演变，运用唯物辩证法，根据病情的变化随时修改、调整诊断与治疗的方案，才有助于提高医疗服务质量。医学哲学有以下论述。

1. 对立统一规律

古希腊的亚里士多德和德国的黑格尔是西方哲学辩证法两颗耀眼的巨星：一位是古希腊自发辩证法的巨匠，一位是德国古典哲学唯心辩证法的鼻祖。两颗巨星遥相呼应。恩格斯指出，"辩证法直到现在还只被亚里士多德和黑格尔这两位思想家比较精密地研究过"，并把亚里士多德誉为"古代世界的黑格尔"。他们两人之所以能够成为两种辩证法形态代表的根本原因，在于他们以各自特有的方式触及辩证法的实质和核心，探索了辩证法本质的深层结构。列宁在《谈谈辩证法问题》一文中曾指出，"统一物质分为两个部分以及对它的矛盾着的部分的认识"是辩证法的实质和它的主要特征。

在疾病的发生发展过程中，机体内始终贯穿着矛盾双方的对立面的斗争。一方面，致病因素对机体的作用引起各种病理性损害；另一方面，机体的抗损害反应不断地对抗致病因素，力图恢复机体的正常平衡状态。斗争双方的力量对比，决定着疾病的发展方向和结局。损害和抗损害是对立的统一，是疾病发展过程中的一对基本矛盾。当抗损害占优势，完全战胜了损害因素时，疾病就不会发生，即使发生了，也会向痊愈的方向发展，使机体恢复健康。但是，如果抗损害能力不能完全战胜损害因素，而损害因素又继续存在于机体内部的时候，机体就处于不完全康复的状态，只好通过代偿作用维持正常的生命活动。在这种情况下如果抗损害能力减弱，损害因素占优势，随时有可能使疾病向坏的方向发展，甚至导致死亡。例如，外伤性出血引起血压下降，同时激起外周细小动脉收缩、心跳加快等抗损害反应；如果持续出血或出血量大，抗损害反应不足以代偿，即可导致休克、缺氧、酸中毒等一系列严重后果。医务工作者应正确分析疾病过程中损害和抗损害矛盾的斗争及其转化规律，促使抗损害反应成为矛盾的主要方面，使疾病向痊愈方向发展、防止疾病向恶化的方向转化。动物界普遍存在着自身耐受性与自身免疫性这样一对矛盾。最早发现自身耐受现象，是1900年对一组山羊进行的交叉换血试验，发现这些山羊产生的溶血素只与其他山羊的血起反应，但决不与本身血液起反应。埃尔利希（Ehrlich）提出"机体内有一种装置能防止产生针对自身成分的反应和自身毒素。"随着免疫学的发展，大量的现象和实验结果说明，人和动物体内不仅存在着自身耐受性，在很多情况下，也表现出自身免疫性，甚至发生自身免疫病。自身耐受性的维持是使机体不出现自身免疫现象的前提，自身耐受性的终止和自身免疫病的发生两者有着密切关系。因此，它们是可以相互转化的。在动物的生命过程中，免疫系统对于自身组织成分通常表现为耐受性，但由于外界环境的影响，也可以产生自身免疫性。

2. 质量互变规律

事物的联系和发展都有着量变与质变两种状态及形式。从病原体侵入机体到发病之前，是量变状态的运动，致病因素的作用一旦打破了物质代谢或功能活动的正常的相对平衡，量变达到一定的限度，便转化为一定的病理过程，即量变引起质变。譬如慢性乙型病毒性肝炎，乙型肝炎病毒（HBV）侵入患者肝脏后，不断分裂增殖，数目增长十分迅速，达到一定量后，肝细胞开始变性、坏死，发生炎症反应；炎症反应不断进展，会伴有纤维化，肝脏被分割成由纤维包绕的结节，形成肝硬化，并发展为肝癌。量变和质变的运动，显示出病理过程的不同分期。早发现疾病并尽早治疗，能取得较好的疗效，阻止或减慢疾病的量变，避免该疾病恶化、转化为更为严重的后果。

3. 否定之否定规律

机体受到致病因素所损害而发病时，健康的身体为疾病所否定，机体经过治疗战胜了疾病，恢复健康时，又是否定之否定。从健康到受损害，从受损害到恢复健康，两次对立面的转化，两次否定，呈现出疾病发生发展变化的一般过程。许多疾病有它的潜伏期、间歇期、减退期和高峰期，有的持续数月、数年不断起伏，有的则治愈了又复发，呈现出疾病过程的曲折性。由于事物发展是前进性和曲折性的统一，人们要善于洞察疾病发展中的各种可能性，充分估计其困难和曲折，做好与疾病做长久斗争的准备。

第二章　自然与生命

　　一切生命和自然息息相关，生命都是自然的一部分，我们均应予以珍惜。生命之所以可敬，是因为生命之间有自然的相通互动，彼此依存，"自然"是"道"，"生命"是"力"。自然的"道"与生命的"力"结合在一起，就是宇宙间的浩然正气，因此生命必须顺应自然法则。

　　自然，也叫大自然，"大"字的本义是人。在甲骨文中，"大"字的字形就是双腿叉开、双手伸开的正面人形。老子说："故道大，天大，地大，人亦大。域中有四大，而人居其一焉"（《道德经》第二十五章）。"自"字的本义是鼻子。人们经常指着鼻子称自我，所以"自"字就有了"自己"的含义。另造"鼻"表示"自"字的本义。"然"与"燃"是古今字。"然"字的本义是火烧狗肉，即燃烧；另造"燃"字表示燃烧的本义。

　　"自然"一词的本义是自己燃烧，自己如此。"自然"即太阳，太阳在自己燃烧，自古如此，从来这样。太阳就是老子所说的"道"。大自然的引申义是：包括天、地、人、日、月、星在内的宇宙万物，地球上一切生物与非生物构成的生态系统，如陆地、海洋、森林、草原、湖泊、河流，植物、动物、微生物等。

　　"自然"是世间的实况，像春夏秋冬四季的运转、众生生老病死的轮回。世间事合乎自然，就有生命；合乎自然，就有成长；合乎自然，就能形成；合乎自然，就有善美。我们所生存的这个自然界里，鸟叫虫鸣、飞瀑流泉、绿叶婆娑，触目所及都是欣欣向荣的景象，无一处没有活泼的生命。一粒种子落在土里，千百年后，仍可以开花结果。现在科技下的产物如试管婴儿、克隆技术等，还是无法发明生命。

　　大自然的一切现象，小至个人的成败得失、气候的寒来暑往，大至国家的盛衰兴亡，如果懂得顺应自然，就无所畏惧。春夏努力耕种，秋天积谷存粮，自然不怕严冬来临；白天准备照明设备，自然不怕黑夜来临。老、病不可惧，可惧的是少壮不努力，等到老、病时带着空白的一生随着草木腐朽；死亡也不可悲，可悲的是生前不知奉献社会，等到临死才带着满腔遗憾，迈向生命的终结。

一、自然界

自然界是一个由基岩、地形、大气、土壤、植物、动物、微生物等种种要素相互联系的整体。动物是自然界各种不同地理环境中最活跃的要素，它们能够非常敏感地反映出其生存空间的质量优劣及其变化状况。在森林、草原、沙漠、农田、水域等各类生态系统内的物质转化和能量流动过程中，几无例外地都有动物的参与，所以自然界或一个完整的地理环境概念，不包含动物是不可想象的。动物不断地从自然界里获得一定的物质、营养来建造其自身，同时又把生命活动过程中产生的物质排遗到自然界里去，并且影响、改变着环境。因此，动物在与环境的相互作用中时刻改变着自己，也改变着自己赖以生存的环境。广种薄收的开垦地，常因人们的随意开荒招来鼠类侵入并大量繁衍，同时也会引来以鼠为食的鼬、狐、貉、鹰、蛇等食肉动物的滋生，产生除害和供给毛皮生产的循环效益。

全世界约有 1600 种鸟类以花蜜为食，如果缺乏鸟媒性的传粉受精作用，那么有些植物的繁殖率就会大大降低。有人认为鼠类之害简直罄竹难书，鼠类对于人类世界似乎一无是处，然而当鼠的数量减少到不能满足各种食肉动物的食物需求时，可供人类利用的食肉动物资源将大大减少。野生动物在自然界中的地位，可以通过它们在各类生态系统中所起的作用表明。生物圈内的全部生物凭借着各类生态系统中的能量转化和物质循环维持联系。生物每时每刻从周围的环境里摄入和排出能量及物质。绿色植物是生态系统中的生产者，可借助光合作用把太阳产生的日光能转化为化学能，将碳、氢、氧等无机物通过叶绿素合成有机物，为自身不能合成有机物的异养微生物和人类等异养生物提供必要的食源及生活环境。

动物是生态系统中的消费者，浮游动物吃浮游植物，小鱼吃浮游动物、植物，本身又被大鱼所吞吃，而大鱼被鱼鹰、鸬鹚、水獭等食鱼鸟、兽所捕食，各级消费者就是在这种一环扣一环的食物链中进行着能量传递、物质转化和循环的，而动物通过进食获得的能量除了供动物生命活动的需要及消耗外，自身在被其他动物吞食后又转化成新的能量来源。动物在新陈代谢过程中所产生的废物，以及死亡后尸体的腐败物质，则经过微生物的分解还原作用，又把有机物和硅、钙、镁、磷等矿物质归还给大自然，并用于再一次建造新的生命。这个循环过程又同大气、地质、水循环等紧密地交织在一起。

古老沧桑的地质历史过程中，地球上诞生了一种独特而神奇的物质形态，即生命，并演化出而今令人惊叹的无限纷繁与万紫千红。生命是什么，如何去定义生命？古希腊哲学家亚里士多德（Aristotle）认为，生命是灵魂与躯体的结合。达尔文的祖父伊拉兹马斯·达尔文（Erasmus Darwin）将生命定义为"应激性"的结果。哲学家黑格尔指出，"自然在其特定存在中所达到的最高的东西就是生命……生命是整个对立面的结合……只要内在的东西和外在的东西、原因和结果、目的和手段、主观性和客观性等是同一个东西，就会有生命"。19世纪，哲学家赫伯特·斯宾塞（Herbert Spencer）说，"生命是对内部条件及外部条件的持续适应"。哲学家恩格斯在《自然辩证法》中说，"生命是蛋白体的存在方式，这个存在方式的本质契机在于和它周围的外部自然界的不断的物料交换，而且这种物料交换一旦停止，生命就随之停止，结果便是蛋白质的分解"。20世纪，哲学家亨利·柏格森（Henri Bergson）说，"生物首先是一条通道：生命的本质就在于那个传送生命的运动……若将生命看作各个物种之间的过渡，那么生命就是一种连续生长的行动。但是，每个物种都仅仅以其自身的便利为目标"。发育生物学家威廉·鲁（Wilhelm Roux）说，一个物体如果具备如下特征，那么它就是有生命的：①新陈代谢（物质被吸收、同化、异化和分离）；②生长；③主动的运动（为使定义更为准确，这里把"应激性"亦即"感受性"的概念也包括在内，以区别于无机物的反应）；④生殖（繁殖或增殖）；⑤遗传（亲代与子代之间的相同或相似性）。物理化学家弗里德里希·威廉·奥斯特瓦尔德（Friedrich Wilhelm Ostwald）说，"活的机体都能自动控制其能量储存，这些能量储存对于它们稳定地维持其状态是必需的"。很多作者［如生化学家亚历山大·奥帕林（Alexander Oparin）］将生命物质定义为复杂的分子组合物——具有有序新陈代谢的蛋白体。

二、自然科学

科学是指人们在探索物质世界的实践的基础上，通过一定的科学方法和手段所获得，并由科学概念、定律、定理、公式、原理、学说等所构成的，关于自然、社会和思维的知识体系。科学是探索自然规律、创造知识的社会活动。

科学是一种社会建制。随着科学的社会化，科学成为社会分工的一个特殊部门，具备一定的社会组成形式。科学的基本特征：①科学的解释性和预见性；②科学的精确性；③科学的可检验性；④科学的可错性或可变性；⑤科学的系统性；⑥科学的主体际性。

科学问题的来源——科研选题的基本原则如下：第一，为寻求事实之间的联系提出问题，如"经验定律"型问题，其肯定回答就是经验定律假说。第二，从理论与事实之间的矛盾中发现问题，如科学事实与已有理论之间的矛盾。第三，从某一个理论内部的矛盾中发现矛盾，如"悖论"（如罗素悖论）等。第四，从不同理论之间的分歧中发现问题，如不同理论之间的分歧、物理学中的粒子说与波动说。第五，从社会需求与已有生产技术手段的差距上发现问题，例如，如果社会现有的生产技术手段不能满足人们的需求，自然就会提出许多问题，其中有一些则会转化为科学问题。"选题"是选定一个科学问题来进行研究。科研选题是否得当在研究工作中十分重要，它关系到科研的目标、方法、水平和价值。选题的基本原则：①社会需求原则。选题时要把握好技术进步与社会经济的需求因素。②创新性原则。好的选题应当是在现有背景知识中没有解决或没有完全解决的。

三、生物圈

地球上所有生物及其生存环境总称为生物圈。生物圈只占地球表面的一个薄层，由大气圈、水圈、土壤岩石及生活在其中的生物共同组成，它处于海平面下 10km、地表下 300m，以及地表以上垂直高度约 15km 的大气层之间。生物圈内已有记载的生物约有 250 万种，其中植物约 34 万种，动物 200 多万种，微生物约 3.7 万种，这些生物类群通过食物链直接或间接地紧密联系着，并且同它们相适应的环境组成多种多样的生态系统。生物圈内的 200 多万种动物中，昆虫是种类最多的一个类群，有 150 多万种或更多。脊椎动物是动物界里身体结构最复杂和进化地位最高等的一大类群，因而也是进化最完善的动物。它们在分类上分别归属于鱼纲、两栖纲、爬行纲、鸟纲和兽纲，纲的下面又逐级分为目、科、属、种，其中种是最低的分类阶元。而每个动物种又是与其他种存在着外貌不同、生理差异和生殖隔离的具体独立单位。每种动物都有它自己所属的目、科分类位置，并且有一个被世界各国动物学家达成共识的科学名字，那就是它的学名，例如，*Cyprinus carpio* 是鲤鱼、*Dinodon rufozonatum* 是赤链蛇、*Passer domesticus* 是家麻雀、*Lepus europaeus* 是野兔。古生物学家推测，地球上出现生命已有 40 多亿年的历史，曾经先后生存过 5 亿种生物，时至今日大概只幸存下 200 多万种，特别是近 400 年来，在先进的科学技术发展和人类频繁的经济活动条件下，更加快了世界上生物物种灭绝的速度。世界自然保护联盟（IUCN）对全世界发出告诫：目前，世界上平均每天有 2～3 个物种正在走向消亡之路。被列入《中国濒危动物红皮书》的物种就有 533 种（鱼类 92 种、两栖类 29 种、爬行类 96 种、鸟类 183 种、兽类 133 种），这真是一个触目惊心的警示！

生物圈内通过气流、辐射、蒸发、降水等作用，进行能量交换和物质传递的循环，使生物圈及其所属的各类生态系统在不同层次之间具有一定限度的相互补偿和调节机能，以保持生态系统及整个生物圈的动态平衡。人类生活在地球上，但是地球上不能只有人类。从维护宏观的生物圈或具体的人类生存环境的动态平衡角度考虑，对待野生动物资源必须保障它们能在不断繁衍更新的范围内加以利用，不能贸然提出某些物种有害和轻率地主张要消灭这些动物，因为它们作为生态系统的组成部分，对于保持生态系统乃至生物圈的相对稳定都有其存在的意义。只有爱护环境，保护动物，与大自然和平共处，才能使人类在赖以安身立命的星球上勇敢向前。

一切生命和自然息息相关，生命都是自然的一部分，应善加珍惜。说到"自然"，自然，则和。如不自然，就会导致纷乱；不顺自然，就不会天长地久；自然，则顺，过与不及，终将带来弊患。久卧不起、久立不坐、久劳不息、久静不动等，长此以往都可能引起生理不调，开始患病，甚至出现生命危险。

四、生命与医学

人是世界上最复杂的物质系统，是辩证法的最完美的体现者。医学哲学思想历史发展的主流，始终是唯物论和辩证法，而医学认识和医疗实践的每一次进步都是辩证唯物主义日益深入地渗透到生命科学和医学科学发展的各个领域，是生命和医学哲学研究发展的方向。生命科学是研究生命现象、生命活动的本质、特征和发生、发展规律，以及各种生物之间和生物与环境之间相互关系的科学，用于有效地控制生命活动，能动地改造生物界，造福人类。生命科学与人类生存、人民健康、经济建设和社会发展有着密切关系，是当今在全球范围内最受关注的基础自然科学。

1. 生命科学

生命科学系统地阐述了与生命特性有关的重大课题。支配着无生命世界的物理和化学定律同样也适用于生命世界。对于生命科学的深入了解，无疑也能促进物理、化学等人类其他知识领域的发展。生命科学中一个世纪性的难题是"智力从何而来？"我们对单一神经元的活动已了如指掌，但对数以百亿计的神经元组合成大脑后如何产生出智力却知道很少。对人类智力的最大挑战就是如何解释智力本身，对这一问题的逐步深入破解也将会相应地改变人类的知识结构。

生命科学研究不但依赖物理、化学知识，也依靠物理和化学的仪器，如光学和电子显微镜、蛋白质电泳仪、超速离心机、X射线仪、核磁共振分光计、正电子发射断层扫描仪等，举不胜举。生命科学家也是由各个学科汇聚而来。学科间的交叉渗透造成了许多前景无限的生长点与新兴学科。自然辩证法是以整体的自然界、自然科学技术研究的一般方法和整体的科学技术作为研究对象，探求对其本质和发展普遍规律的认识，生命科学正是包括在其中的一个研究对象。生命科学的研究、生命科学学科的建立都与自然辩证法有密切联系。

当代生命科学的显著特点是分子生物学的突破性成果，它成为生命科学的生长点，使生命科学在自然科学中的位置发生了革命性的变化。20世纪50年代，随着遗传物质DNA双螺旋结构的发现，开创了从分子水平研究生命活动的新纪元。此后，遗传信息由DNA通过RNA传向蛋白质这一"中心法则"的确立以及遗传密码的破译，为基因工程的诞生提供了理论基础。蛋白质的人工合成，使人们认清了生命现象并不神秘。这些重大的研究成果，阐明了核酸和蛋白质是生命的最基本物质，生命活动是在酶的催化作用下进行的。绝大部分酶的化学本质是蛋白质。蛋白质是一切生命活动调节控制的主要承担者，从而揭示了蛋白质、核酸等生物大分子的结构、功能和相互关系，为研究生命现象的本质和活动规律奠定了理论基础。

从一个精子挑战亿万个竞争者，拼死夺得与卵子结合的机会而诞生生命，到物种建立自己的势力和家族而繁衍后代,生命以其优势在竞争中存在并繁衍。

竞争是生命发生、发展的核心和动力。生命竞争的优势源于基因,基因的表达和遗传造就了生命个体的竞争本性。对于生命而言,竞争是不可避免的。缺少竞争优势的个体将会被其他个体挤压、排斥,缺少竞争优势的种群也将会被优势种群替代。大自然好比一个你死我活的角斗场,不断有旧的物种退出历史舞台,新的物种登场。恐龙在弱肉强食的环境中不断锤炼着自己,适应严酷的环境变化,在死亡威胁的敦促下为生命而战,以致恐龙越来越强大,成了统治地球长达 1.6 亿年的霸主,但最终还是没能适应严酷的自然环境而消失在历史的洪流中。在大自然的神速变迁中,适合人类始祖——森林古猿生存的地域越来越少,大部分古猿被迫顺应历史的潮流,改变自己的生活习性,开始下地直立行走,使用双手工作,创制工具,发展文明,最终进化成为现在的人。在大自然近乎残忍的筛选中,能够通过考验成功存活的物种无一不是具备了令人叹为观止的神奇本领。古往今来,许多生物不能适应环境变化而被淘汰出局甚至灭绝。今天,人们明白了适者生存的道理,找到了生存的目标与意义,对疾病、灾荒等各种来自大自然的挑战具有更强的应对能力,开始用能够改变人类乃至自然界未来的智慧与文明,不放弃、不退缩、前赴后继、勇往直前,逐渐发展壮大。生命哲学总结的一般规律,将启迪人们不断提升自身和集体的优势,在竞争中驾驭自己并改善生活、改造环境。人之所以成为人,也正是由于人在具有适应环境能力的基础上具有改造环境的能力。人通过对环境的改造,创造了工具,提高了创造力,使荒地变良田,野草变庄稼,野兽变家畜,修房筑路,劈山架桥,使自然界在人类的作用下更加适合于人的生存与活动。如果没有人对社会环境、自然环境的改造,人类社会就不会有变迁,人类文明就不会前进,也很难想象人类会从茹毛饮血的时代前进到今天乘坐宇宙飞船遨游太空。

2. 医学科学

医学不是一门纯粹的自然工程技术,而是一门具有丰富人文内涵的综合性学科。因此医学与人文的融合终要触及人的价值要素和灵魂深处那份真诚与同情。医学人文教育既要培养医务人员的科学素质,又要塑造医务人员的人文精神,以培养、造就一大批高素质的医务工作者。医疗既是高技术、高风险、高责任的职业,也是高情感、高奉献的工作。无论仪器多先进、药物多神奇,医务人员都需要走到患者的面前,进行情感的交流和沟通。医务人员对患者的体贴和关爱,患者对医生的信任与配合,都可能起到技术所达不到的治疗效果。

没有技术，医学是脆弱的；没有情感，医学是苍白的。后现代医学应该是真诚的、善良的、美好的。医疗的过程不仅是科学过程，而且更应该是人文过程；解除患者的不适既要运用物质的手段，又要运用精神的手段；行医者要与自然和谐地融合起来；用人类的全部科学、技术和文化来促进人类健康，提高生命质量。坚持以人为本，体现人文关怀，保障人的全面发展将成为医学的最高法则。未来的医学将呈现环境温馨化、器物智能化、手段精准化、服务亲情化、诊疗个性化、效果最优化、功能预见化等符合人文精神、医学审美的崭新变革和要求。

现阶段医学目的的调整、医学模式的转变和社会医学的需要，使医学继续教育成为医学的时代命题。我国基层医疗卫生单位现有的管理水平和医务人员素质应与医学目的的客观需求相适应，应该树立正确的医疗服务观和人生价值观，确立公平、均衡的全新医学伦理模式；正确认识医疗消费主客体双方的价值取向，尽最大可能排除非医学因素对医学目的的影响；遵循医疗消费和价格成本规律，忠实实践医学目的；坚定医学理性精神和人文导向，加快医学主体生产力的开发，确保人力资源合理利用的最大化。医疗工作所具有的高技术、高风险、高责任的性质决定了医师的高负荷、高压力、高奉献、高付出的特征，而社会和患者对医疗过程和医疗结果则往往赋予了过高的期望。绝大多数医生都兢兢业业、任劳任怨地工作，他们对诊疗方案反复推敲，对患者的安危牵肠挂肚，对治疗失败久难释怀，对手术过程精心准备，对临床工作全身心投入，对于这种奉献和付出，全社会应当尊重医生的劳动，尊重医学的实践。医生职业精神的构建是一项复杂而庞大的系统工程，需要经过一个长期而艰苦的过程，医师职业精神才能不断得到弘扬，医患关系才能最终走向和谐。

跨入 21 世纪，医学的进步和突破日新月异，但尽管医学已经取得长足的进步，尽管 20 世纪以来的医学发明、医学成果层出不穷，可伴随而至的并非都是赞美、喝彩和鲜花。医学也遭遇越来越多的困惑，如下。

第一，人们发明的抗生素越来越多，免疫接种的水平越来越高，可感染性疾病如结核病、艾滋病、疟疾等不但没有被彻底消灭，反而有愈演愈烈的倾向。

第二，今天的医学虽然对于疾病的诊断和分析达到分子水平，可医学家却无法扼制新的疾病不断诞生的势头，近四十年来新发现的致病病原体便有三十余种，像艾滋病、埃博拉病毒、禽流感，以及严重急性呼吸综合征（SARS，也称"非典"）等，充分反映出人类在大自然面前的渺小和无力。

第三，今天的医学对于神经、内分泌系统的研究越来越深入，可面对越来越多的吸毒、药物依赖行为，越来越多的精神异常和思想痛苦，却无能为力，甚至在某种意义上，医学带给人们的只是新的痛苦和伤害，如医源性疾病，又如瘫痪患者苟延残喘，陷入精神的痛苦折磨又无法自我解脱。

第四，医学的分工越来越精细，专科的进步越来越深入，便越来越将患者机器化，见病不见人已经成为现代医学的显著标志之一。医学关心患者疾苦的功能，今天已被导管、机械、药物所取代。

第五，虽然医学的高技术含量越来越高，但对癌症、精神分裂症、多发性硬化、老年性痴呆等慢性退行性疾病却仍然缺乏有效扼制手段。

第六，一方面，广大底层民众达不到基本的医疗要求；另一方面，对高精尖医疗技术的过度追求和投入，正带给全社会沉重的经济负担，医疗资源分配极不公平的矛盾正日益突出！

难道医学将成为自身进步、成功的牺牲品吗？医学的发展究竟出了什么问题？

其实，真正的问题在于，在当前的医学研究中，人们越来越多地专注于、侧重于某一个方面的问题，而没有从整体上、从宏观上加以把握。因此，如何以系统观的理论和方法，全面把握健康的本质，认清医学的目的和意义，是现代医学发展中急需引起重视的问题。运用系统观的理论，我们会对现代医学有新的认识。

人体　　众所周知，人体是一个高度复杂的有机体，无论是结构还是功能，都非常复杂，非常精细，非常协调。它的状态变量或子系统数目已不是几十个、几百个，而是成千上万，甚至更多，形成一个十分庞大的巨系统。以往，对人体结构和功能的研究，多半是从微观角度，用还原观的方法论来研究人体，并取得了许多重要成果，这当然是重要的。但是，对医学研究来说，只局限于从微观的角度研究人体是远远不够的，人体作为一个巨系统，必须宏观、全面、完整地用系统观的方法论加以研究。

人体的一个基因、一种蛋白、一种细胞、一种生命现象和一种疾病都是不同层次的复杂体系，包含着各种因素、组分和复杂的内在和外在的时间及空间的相互关联。我们只有将局部的、分散的、无序的、凝固和枯燥的、单一和个别的、无数的医学生物学庞杂的数据、资源整合，使其成为系统的，可以扩展、利用和再生的知识，才能使其更具有意义和生命力，更好地为人类所应用，达到认识生命、防治疾病、增进健康的目的。

疾病   人类疾病是遗传（基因组信息）与环境因素相互作用形成的复杂动态系统脱离了正常运行状态的结果，因此，必须按照系统生物学的观点和方法提出新的研究思路、方案，今后的工作将着重开展与人体系统性疾病相关的代谢组学、蛋白质组学，特别是低丰度蛋白质结构与功能的研究，以及对于信号转导、免疫调节等重要功能相关的膜脂及膜蛋白结构与功能的研究。

自然界与人类   如果我们把视角放得更大一些，整个自然界又是一个包括生物系统在内的系统，人类还应注重自然界这个大系统的和谐一致。如果这个系统出了问题，就会出现人体、各种病原微生物之间的失衡，这可以解释新的疾病层出不穷、旧有疾病愈演愈烈的原因。

大卫生观   医学不仅仅是一门单纯的自然科学，同时也包含人性化和人文关怀等特殊的意蕴。随着中国经济社会的发展，东部发达地区与西部欠发达农村地区的社会二元结构造成中国城乡疾病谱的差异，使得中国公共卫生和医学面临双重压力。肿瘤、心血管疾病、糖尿病和神经精神性疾病等多基因复杂性状疾病已成为威胁人民健康的主要疾病。现在越来越多的人认识到，任何一种疾病的预防、治疗和控制，已不单纯是医务工作者所能完全解决的，回顾我国抗击严重急性呼吸综合征（SARS）的过程，正体现了树立大卫生观的意义。SARS 疫情之所以得以控制，不仅仅是医学界努力的结果，也是政府、公安、交通等方面共同努力的结果，是社会综合控制的结果。大卫生观包括用政府与社会各界的力量共同应对疾病流行。

最近新兴起一门学科——系统医学生物学，它充分证明了系统观对现代医学的重要指导地位。人类基因组计划的基本完成，标志着生命科学研究进入了"后基因组"时代。基因组计划和各种组学研究的深入开展，积累了大量的生物信息数据，加之高性能计算机系统的出现，为综合分析这些海量信息奠定了物质基础，系统生物学和系统医学生物学应运而生。

系统生物学是研究一个生物系统中所有组成成分（基因、mRNA、蛋白质和代谢物小分子等）的构成以及在特定条件下相互作用的学科，其核心是整体性研究和系统性研究，既关心对一个系统中所有组分及组分之间相互关系的发现，又致力于将组分、相互作用、网络调控、系统行为有机地整合在一起，体现出系统的新特征，有别于迄今为止所有其他生物学分支学科的思维和研究方式，是一种崭新的思想。系统生物学主要的研究对象是各种生物体，主要目的是揭示生命及其活动的本质。而系统医学生物学主要研究的对象是人体、疾病和防治措施，不仅包括医学的基础研究，更包括临床实践和观察的资料、数据和分析。其主要目的是揭示人体组织、器官、结构、功能、发育、调控的本质，阐明和预测疾病发病的机制，从而有效诊断、防治疾病，增进人类健康。系统医学生物学为研究并最终治愈这些疾病提供了新思路、新方法和新导向。系统医学生物学的出现，为医学发展带来了新的机遇，是 21 世纪医学和生命科学发展的核心动力。

中国科学家近年来在疾病基因组学领域取得的多项重大成果和在系统生物学研究中取得的重要进展，充分说明目前国际系统生物学方兴未艾，运用系统观理论将使医学发展更加生机勃勃。

谈到医学中的系统观，就不得不谈到中医理论。有着悠久历史的中国传统医学虽然在理论体系与治疗方法上与兴起于西方的现代医学有着很大的不同，但却蕴藏着许多朴素的辩证分析思想及系统论的观念。中医药理论一直注重系统论和辩证观，这与系统观不谋而合。中医在治病用药过程中强调整体平衡，而不局限于一种病、一个细胞或一个分子。如对传染病治疗的指导思想是在强调祛邪的同时更强调扶正；在中药的使用上重视配伍，讲究不同手段和不同用药方法的结合，所提出的"君臣佐使"的概念则是一个完整的系统论的思想。中国传统医学在治疗上也十分注重个体的差异以及人与环境间的关系，因人而异用药，体现了先进的个性化治疗思想。中国传统医学的深厚积淀，为发展系统生物学，并将其与现代医学紧密结合提供了十分有利的客观条件。充分发掘中国传统医药的思想宝库和丰富的实践经验，抓住系统生物学的发展机遇，将系统生物学与医学紧密结合，力争为人类健康事业做出重大贡献，是当代中国科学家责无旁贷的使命和任务。

21 世纪的医学将从传统的描述性科学，走向综合分析表述性科学；将从局部走向整体；将从单一因素的研究走向综合、系统研究的大科学。大家已经认识到这是揭示生命本质、预防控制疾病、增进人民健康的一条必由之路，一条根本途径。可以深信，在科学技术迅猛发展的今天，只要以辩证唯物主义的、系统观与还原观相结合的哲学思想为指导，并以系统科学思想为依据，充分运用现代科学技术的成就，就一定能揭示医学的发展变化规律，促进医学研究的蓬勃发展。

医学如果没有人文和哲学这对翅膀，便不能起飞，即使勉强飞起来，也不可能飞得很高，飞得很远，飞得很安全。哲学把握和指明医学的方向，人文柔化和修复医学的创伤。医学不是一门单纯的、人们在病房和实验室谈论的学问，而是贯穿于大众日常生活中的、实现人健康生存这一第一需要的生存技术。医学不是只有医务人员才掌握的理论和技术的同义词，而是人们在政治、法律、经济等各个领域所采取的各种保障健康、预防疾病的措施和实践。医学不只是智力意义上的科学，也是人类学意义上的文化。医学不是一门只靠在自身内部完善发展的知识，而是一个不断吸收各种其他科学知识，并以哲学认识论和方法论为基础建构起来的综合体系。

生命世界的结构层次和运动方式是多样的，如下。

（一）共性与个性

细胞是生命诞生的必经之路，是按一定的共性规则组织起来的个性化实体，是个性与共性的对立统一。生命的个性试图从共性中逃逸，而共性则使个性向一些核心聚集与收敛。生命从共性演化出个性，又在更高的层次上走向新的共性，并以此去引领更高级的个体。美国物理学家、夸克的发现者、诺贝尔物理学奖得主盖尔曼（Murray Gell-Mann）在《夸克与美洲豹——简单性和复杂性的奇遇》一书中说，基本粒子没有个性（譬如所有电子都是严格地可与其他电子交换的，光子也一样），而博物学家研究的是有个性的物种，包括我们人在内的生物。法国哲学家、神学家和古生物学家德日进（Teilhard de Chardin）在《人的现象》一书中说，存在"宇宙间两种东西的竞争，一种是统一起来的'多重体'（multiple），而另一种是未组织的'众异质'（multitude）"。歌德在《个体与全体》一诗中说，"为了置身于无限之中，个体情愿消逝无踪"。从一般分散的有机分子进化到有组织的细胞，是一种从量变到质变的飞跃。德日进说，"大分子的形成这一段宇宙上的时期绝不只是我们所说演化时期上的附加阶段。它还应有更重要的意思，即需要有一个结束它或综合它的临界点的存在。这就是我们所说第一个细胞出现时就必须有第一阶段的演化上的中断这个观念的意义"。在决定物种性状的基因库中变异的不断累积（量变）终将导致基因库的分裂而产生新的物种（质变），基因库的变异累积—分裂—变异累积……的循环往复是一种从量变到质变、再积累量变再到质变……的循环过程，因此，生物物种的分化正是融合于这种量变与质变的相互转化之中。一般来说，一个对象越是处于简单的物质层次，共性特征越明显，而越处于复杂的层次，个性越明显。

或者说，简单性易于共性化，而复杂性易于个性化。因此，生命（细胞）起源之初就是一个共性的物质世界个性化的过程，但是生命又在更高的层面上发展出共性，即创造了以 DNA 为基础的遗传过程，并通过细胞分裂制造出携带种族共性的个性化实体。因此，从这一个侧面来看，生命也是在个性与共性的对立统一中起源、发展与演化而来的。

不同疾病可出现相同的表现，即这些疾病的共性；而同一征象在不同的疾病中又有其独特的临床特点，加上个体间的差异，使得病理变化的临床表现千变万化，即这些疾病的个性。肺炎、肺水肿、肺淤血、肺癌等都可有肺部湿啰音，湿啰音是这些病变的共性。而湿啰音又分为粗湿啰音、中湿啰音、细湿啰音和捻发音，分别在不同的肺部疾病中出现。医生在诊断疾病时，在一般医学理论指导下，根据患者发病的时间、地点、条件，对发病情况、病症的个体差异，作疾病特点与整体状况的具体分析，在治疗疾病时，也应根据不同患者的身体差异，制定出个体化的治疗方案。唯物辩证法可以帮助医生更好地认识人体和疾病的发展规律，找到更好的诊治策略。

（二）整体与局部

人的生命体是整体与局部的统一。在疾病发展过程中，局部的病理改变常常不是孤立的，它既可以影响整个机体，同时又受整体机能的影响。局部病变与整体反应互相影响、互相制约，在一定条件下还可以相互转化。例如，临床常见的口腔黏膜疾病可涉及疾病理化刺激、局部感染、局部创伤等局部因素，也可与感染性疾病、营养缺乏症、代谢障碍、内分泌紊乱、血液病、免疫性疾病等整体因素有关。又如，一个局部的外伤如果因破伤风感染发展蔓延，可转化为全身性的败血症而危及生命。因此，疾病的实质应包括局部、整体，以及两者之间的联系。临床诊治时，应先进行局部定位，同时要遵循整体性原则，即医生在诊治患者的全过程中，始终坚持从事物是相互联系的观点出发，把人体的生命活动看成是一个各器官、系统有机联系的整体。不仅要看到局部，而且要看到整体；不仅要注意器质性疾病，而且要注意功能性病变。

（三）开放性与封闭性

个性化的细胞还必须解决开放性和封闭性之间的矛盾。生命系统是开放性与封闭性的对立统一，它既是开放的，也是封闭的，既不能完全开放，也不能完全封闭。如果它完全开放，就不会有生命的个性，一切生命形式将不复存在；而如果它完全封闭，就不能与外界发生相互作用，即不能与外界进行物质和信息的传递或交换。生命的起源就是一种从完全的开放性中引入一定封闭性并寻求相对平衡的过程。生命细胞必须是一种半开放系统，它必须允许一些物质的进出，但不能是全部。它无时无刻不在与所处的外部环境发生作用，汲取营养物质，将化学能转化为热能，不断加工信息……因此，生命也是在开放与封闭的对立统一中实现结构及功能的不断发展与演化。

（四）生与死

一切生者都逃脱不了死亡的宿命，或者说，生一定需要死。在生命开始之时是否就存在生理性死亡？好像并非如此，譬如细菌的增殖方式就是一分为二，是一种生理性的永生模式，现在的原核生物及一些单细胞的真核生物依然保留了这种原始模式。但是，在现实世界中，任何个体又都逃避不了死亡，不论由于何种原因。多细胞真核生物显然选择了一种完全不同的道路——将死亡过程生理化与程序化，这是筛选出来的合理性（相对于种族的利益而言）。这种程序性生理死亡的控制有时精确得简直令人难以置信！发育与生存的程序化——为了个体，需要细胞的程序性死亡；为了种族，需要个体的程序性死亡！因此，生命既是生，也是死。自然界不会存在永生的个体，死亡是新生的必然前提。种族赋予个体生命之恩惠，但也给予个体死亡之厄运。种族赋予个体求生之本能，在生与死的对立统一中，实现一种特殊的生命运动——种族的延绵与发展。个体生死，种族亦然。此外，个体在生理性上的生-死模式还体现了物种的生态对策，即追求数量的 r 对策和追求质量的 K 对策，而这些生态对策还依赖于物种行使的生态功能与栖居的生存环境。物种的寿命设计正是反映了这种与生态对策相关联的生与死的对立统一。

（五）遗传（稳定）与变异

遗传（稳定）与变异是对立统一的。所谓遗传是指经由基因的传递，使后代获得亲代特征的过程。因此，遗传维持物种在世代间的稳定；而变异则破坏这种稳定。这两个对立的因素存在于一个统一的生命体之中。遗传与变异是生命的本质特征，两者缺一不可。没有遗传，就不会有任何物种的存在；而没有变异，就不会有新物种的分化，也就根本不可能在地球上演化出数以百万计的生物物种。遗传与变异之间的对立统一才是推动物种不断分化（一种生命运动）的内在动力。这种特殊的生命运动将会无限地持续下去，但地球表面的物种数最终趋向一个平衡水平。这与保持遗传性的基因库的特性密切有关。存在于一个物种的所有个体中的基因及其组合与关联方式称为基因库。基因的变异可以使基因库中的遗传多样性增加（如等位基因），这一方面可增加物种的适应性，另一方面，变异的不断增加又不可避免地将会削弱基因库的稳定性（如降低个体间交配的成功率），从而导致基因库的分裂，形成新的物种。

上述的遗传与变异、共性与个性、开放性与封闭性、生与死等诸范畴，都可以看成位于同一个生命个体内部的矛盾，对立面可以相互转化，这种对立统一推动相关的生命运动形式或模式的不断发展与演化。

（六）物种间的对立关系

还存在一些物种之间的对立关系，如食草动物与植物、捕食者与猎物、病原菌（寄生虫）与宿主等。食草动物以植物为食，而植物则发展防御（化学防御、结构防御等）来与之对抗，之后食草动物再创造出新的手段来破除防御，而植物再找出新的手段与之抗衡……捕食者与猎物之间也存在类似的关系，是一种不断演化的追逐与逃跑、猎杀与抵抗的游戏，其结果是动物生长出各式各样的进攻与防御武器，演化出飞墙走壁、飞奔如梭的运动能力，发展出各种各样的令人惊叹的拟色或拟态的本领……但是，这种对立面不能直接转化，食草动物不能转化为植物，植物也不能转化为食草动物，捕食者与猎物亦如此。这种对立关系的根源在于营养，而且不是互相依赖，而是高营养级生物对饵料或猎物的依赖，因此就无法找到辩证法所说的统一性。这种看似"零和游戏"的物种之间的生与死的对立，确确实实也是能够推动物种分化的生态动力。这种源于物种之间相互对立（或许也可称为"外在矛盾"）的推动力最终还得依赖于生命个体内在的对立统一（如遗传与变异）去实现。从表象上来看，甚至物种之间的协作关系（如显花植物与传粉昆虫）也是推动物种分化的极为重要的生态动力，当然，这也得依赖于生命个体的遗传与变异的对立统一。这些似乎恰如毛泽东在《矛盾论》中所说，外因是变化的条件，内因是变化的根据，外因通过内因而起作用。在生物世界中，这种外因可以是对立，也可以是协作，但内因必须有内在的对立统一的驱动力。

生命世界包含诸多的结构层次与运动形式，因此蕴含着各种各样的对立统一。还有比遗传-变异更根本的对立统一，这就是电子和原子核之间相互吸引与排斥的对立统一。原子核带正电，而核外电子带负电（电子质量约为质子质量的 1/1836），它们之间既吸引又排斥（这种排斥力既来自原子核外电子之间的静电库仑斥力，也来自核外电子高速绕核运动的离心力），是物质世界在最微观层面上的一种对立统一体。地球上各种物体的变迁都可收敛于此，即一切更高层面的对立统一都是自它衍生而来。这样，哲学家关于个别事物的内在矛盾与事物间的普遍联系就与化学形成有机的融合。因此，从化学上来看，围绕原子核高速运动的电子，以及它们在不同元素的原子之间的迁移、组合或共享才是地球上万物变迁的真正动因。当然，对宇宙来说，像太阳这样的恒星涌现的巨大能量辐射则是由核反应（如将氢变成氦的核聚变，此时两个能量足够高的氢核克服库仑斥力而发生了融合，质量亏损的同时释放出巨大能量）所驱动的，据称在现有的化学元素中，除氢之外均是通过天然核反应合成的。此外，核反应可能在地球内部（地核）也发生，只不过没有太阳那么强烈而已。从某种意义上来说，天然的核反应塑造了现存的宇宙环境（包括地球依赖的太阳系），而地球则在太阳光能的驱使下，主要通过电子介导下的简单化合物的组合与连接开启了生命的演化之旅，但这并非元素的创新，而只是它们的重排或重组。

第三章　压力与应激

压力与应激的英文分别为 pressure 与 stress。物理学上，pressure 指将物体朝同一方向推的力，stress 指将物体朝两个不同方向牵引的力。用于人时，pressure 指强制或促使某种行动发生的外部压力，stress 指使人感到内心痛苦的各种原因。因此 pressure 的意思偏于物理方面的压力，stress 的意思偏于精神方面的压力。医学上，压力是指内、外环境中的刺激作用于个体而使个体产生的一种身心紧张状态；应激指机体在各种内、外环境因素及社会、心理因素刺激时出现的全身性非特异性适应反应。

一、压力

压力是指内、外环境中的刺激作用于个体而使个体产生的一种身心紧张状态。压力源是指任何对个体内环境的平衡造成威胁的因素，住院患者常见的压力源有环境陌生、疾病威胁、缺少信息、与家人分离、自尊心降低、不被重视等。

心理学里所说的压力，是指来自外部环境的心理压力。具体来说，是由于外部环境的影响而导致的那种紧张、焦虑并产生应激反应的心理状态。人从小到大，无论是在工作中还是在生活中，都可能会遇到一些让自己感到非常紧张、焦虑、为难、恐惧的事情：小到考试、面试、环境的改变、职务的变更、接受新任务、遇到新问题；大到亲人去世、自己失业、天灾人祸，等等。再有，在当今激烈的竞争环境里，拼命想保住自己奋斗多年才取得的地位与荣誉，同时又怕后来者居上，会时常担忧和焦虑；当父母卧床不起、孩子住院医药费已欠了几万元，想四处求助又难以启齿时，会感到忧虑、焦躁，加上几分难堪；当你看到过去学识、能力远不如你的人青云直上、腰缠万贯、挥金如土，而你至今仍住着拥挤简陋的旧房子，过着清贫的生活，为孩子上大学的费用绞尽脑汁时，可能会觉得愤愤不平……凡此种种，不一而足。一般而言，轻度的压力会促发或增强一些正向的行为反应，如寻求他人支持，学习处理压力的技巧。但若压力过大过久，则会引发不良适应的行为反应，如谈话结巴、刻板动作、过度饮食、攻击行为、失眠等。心理学研究发现，当猩猩被隔离监禁一段时间后，会出现重复的摇晃、吸吮手指或原地绕圈等刻板行为；把一只动物关在无法逃离的笼子中并给予电击，会引起动物不断吃东西的行为；当两只动物被电击时，电击开始或结束后不久，它们会打起架来。

　　对大鼠的一项新的研究提示，长期的压力会影响脑内的神经连接，使得动物按照习惯而做出固定程序的决定，而非根据具体问题做出具体的决定。"目标导向的行为"是指根据特别的因果关系来选择某种做法的能力，这是日常生活所必需的。然而这种行为需要一定的精神能量，而遭受长期压力的动物可能无法提供这种能量。葡萄牙学者调查了慢性压力对大脑中与目标导向行为有关的两个已知区域的作用，这两个区域是边缘前皮层和背内侧纹状体，是形成习惯所必需的脑区域。与对照组的正常大鼠不同，那些反复接触压力刺激的大鼠会一直按压同一根杠杆，哪怕这样做已经不能获得最好的奖励。长期的压力当然会对机体产生不利的影响。然而，压力并不一定是负面的，我们常说的"把压力变为动力"，是指适当的压力。总之，压力导致的情绪反应是一把双刃剑，它能危害人的身心健康，但也能让人警觉，调动人的应对能力，使人爆发出一种力量，促进人努力。用积极的态度面对人生，用乐观的态度面对压力，应成为我们的座右铭。

二、应激

　　人们在感到有心理压力时，常常会发生一些不同寻常的身心反应。例如，在感到紧张、焦虑时，会出现心跳加快、血压升高、反应速度加快、活动效率提高或降低等表现。这就是所谓的应激反应。这时，由于紧张情绪的出现，大脑的情绪中枢处于兴奋状态，肾上腺分泌出大量肾上腺素，刺激血压升高、心跳加快，大量肝糖原分解成葡萄糖，提高血糖水平，给大脑和肌肉输送更多的能量，从而使人的反应更加机敏，更有力量。由于在应激状态下人能够在很短的时间内充分调动自身的全部潜能，因此常常会表现出一种超乎寻常的力量。近代法国生理学家博纳德、德国生理学家普弗卢格、比利时生理学家弗雷德克都从不同角度推进了对应激的研究，阐释了机体的积极适应和内部稳定状态的密切关系。20世纪三四十年代，美国生理学家坎农和加拿大病理生理学家塞里

（Hans Selye）认为，应激是在外部因素影响下的一种体内不平衡状态，在危险未减弱的情况下，机体处于持续的唤醒状态，最终会损害健康。塞里认为，应激是有机体对环境刺激的一种非特异性的生物学反应，提出全身适应综合征（general adaptation syndrome，GAS）学说，第一次系统地提出应激的概念。加拿大学者塞里在 20 世纪 50 年代以白鼠为研究对象，进行了多项关于压力的实验研究。塞里认为，在压力状态下的身体反应可分成三个阶段：第一阶段是"警觉"反应。这一阶段中，由于刺激的突然出现而产生情绪的紧张和注意力提高，体温与血压下降、肾上腺素分泌增加，进入应激状态。如果压力继续存在，身体就进入第二个阶段，即"抵抗"，企图对身体上任何受损的部分加以维护复原，因而产生大量调节身体的激素。第三阶段是"衰竭"阶段，压力存在太久，应对压力的精力耗尽，身体各功能突然缓慢下来，适应能力丧失。我们日常生活中的重大事件乃至一些小事、琐事，都可能成为压力。人们首先会注意它、关注它，发生"警觉"或唤醒，调动自己的能量。接着是"抵抗期"，人们要应对这些压力，要消耗能量。随着体力、精力的逐渐消耗，到了一定程度，问题可能解决了，压力排除了。但有时压力持续时间长，能量不断消耗，会进入"衰竭期"。所谓"职业枯竭"或"职业倦怠"的现象，最容易发生在医生、护士、教师、警察等和人打交道的职业中。在这一阶段，人会发生生理和心理反应，出现心慌、气短、头痛、头晕、失眠、血压升高、食欲缺乏、消化不良等躯体症状，甚至生病，在心理上可能出现情绪低落、烦躁易怒、意志消沉、成就感降低、不求进取，乃至冷酷无情、残忍等。由此可见，由压力产生的应激状态是人成长和发展的必要条件。但如果压力强度超过了个人承受紧张刺激的能力范围，便会使人陷入心理危机。

所谓应激是机体在各种内、外环境因素及社会、心理因素刺激时所出现的全身性非特异性适应反应，又称为应激反应。这些刺激因素称为应激原。应激是在出乎意料的紧迫与危险情况下引起的迅速高度紧张的情绪状态。应激的最直接表现即精神紧张，是指各种过强的不良刺激，以及对它们的生理、心理反应的总和。应激反应指所有对生物系统导致损耗的非特异性生理、心理反应的总和。应激或应激反应是指机体在受到各种强烈因素（应激原）刺激时所出现的非特异性全身反应。

有机体在生理或心理上受到威胁时，除引起机体与刺激直接相关的特异性变化外，还引起一系列与刺激性质无关的非特异性适应反应。应激可见于人类及其他高等脊椎动物。应激是加拿大病理生理学家塞里于 1936 年首先提出的。他认为应激是机体对外界或内部各种刺激所产生的非特异性应答反应的总和，他将这些与刺激原关系不大的非特异性变化称为全身适应综合征（GAS），后来改称为应激（stress）。心理学家认为，生理学的应激观不够全面与完整，应激还包括心理方面，是个体的整体反应。可指：①造成紧张的刺激物，即应激原；②特殊的身心紧张状态；③对应激原的生理和心理反应。应激已成为许多学科研究的重要课题，包括生理学、生物学、生物化学、免疫学、医学、心理学、人类学、社会学、工效学等。

引发应激的因素——应激原，指能引起全身适应综合征或局限性适应综合征的各种因素的总称。根据来源不同，将其分为以下三类。

1. 外部物质环境

包括自然的和人为的两类因素。属于自然环境变化的有寒冷、酷热、潮湿、强光、雷电、气压等，可以引起冻伤、中暑等反应。属于人为因素的有大气、水、食物及射线、噪声等方面的污染等，严重时可引起疾病甚至残废。

2. 个体的内环境

内、外环境的区分是人为的。内环境的许多问题常来自外环境，如营养缺乏、感觉剥夺、刺激过量等。机体内部各种必要物质的产生和平衡失调，如内分泌激素增加，酶和血液成分的改变，既可以是应激原，也可以是应激反应的一部分。

3. 心理社会环境

大量证据表明，心理社会因素可以引起全身适应综合征，具有应激性。尤其，亲人的病故或意外事故常常是重大的应激原，因为在悲伤过程中往往会伴有明显的躯体症状。研究表明，在配偶死亡的这一年中，丧偶者的死亡率比同年龄其他人要高出很多。

心理、社会因素可引起良性应激，如中奖、提升；也可引起劣性应激，如竞争失败、丧失亲人。应激对健康具有双重作用，适当的应激可提高机体的适应能力，但过强的应激（不论是良性应激还是劣性应激）使得适应机制失效时会导致机体的功能障碍。良性应激又称生理性应激，劣性应激又称病理性应激。

三、应激反应

应激可引起广泛的神经内分泌变动。①内分泌反应：蓝斑-去甲肾上腺素能神经元/交感-肾上腺髓质系统。蓝斑为中枢位点，上行主要与大脑边缘系统有密切的往返联系，中枢效应与应激时的兴奋、警觉、紧张、焦虑的情绪反应有关；下行主要至脊髓侧角，调节交感-肾上腺髓质系统，外周效应表现为血浆肾上腺素、去甲肾上腺素浓度的迅速升高。儿茶酚胺分泌增加，引起一系列的心血管反应，胰岛素分泌减少，胰高血糖素分泌增加。②下丘脑-垂体-肾上腺轴（HPA）：室旁核为中枢位点，上行主要与杏仁复合体、海马结构等有广泛联系，中枢效应与促肾上腺皮质激素释放激素（CRH）（可能是应激最核心的神经内分泌效应）和促肾上腺皮质激素（ACTH）密切相关；下行主要通过 CRH 和肾上腺皮质（通过 ACTH）进行密切往返联系，外周效应表现为糖皮质激素（GC）分泌的增加。HPA 兴奋时，使 CRH 分泌，进入腺垂体使 ACTH 分泌增多，进而增加 GC 的分泌。GC 促进糖异生，对胰高血糖素、儿茶酚胺等的脂肪动员有允许作用，可提高心血管对儿茶酚胺的敏感性，还有稳定溶酶体膜等作用。③心理应激的神经内分泌后果因人而异：可以把应激理解为压力或刺激。当人受到应激作用时，人就会产生一种相应的反应，并在新的情况下逐渐地适应。如果人不能适应这种刺激，就可能在生理上或心理上产生异常，甚至可能发生疾病。④全身适应综合征（general adaptation syndrome，GAS）：这是应激学说的奠基人塞里提出的。初提出时认为应激就是 GAS，是机体自稳态受威胁、扰乱后出现的一系列生理和行为的适应性反应。当应激原持续作用于机体时，GAS 表现为一动态的过程，并可致疾病甚至死亡。因此，GAS 是对非特异的应激反应所导致的各种各样的机体损害和疾病的总称。

GAS 分为以下三期。

1. 警觉期

出现早，是机体防御机制快速动员期。以交感-肾上腺髓质系统兴奋为主，并伴有肾上腺皮质激素的增多。警觉反应使机体处于最佳动员状态，有利于机体增强抵抗或逃避损伤的能力。此期较短，又可分为休克期和抗休克期。休克期时，可出现血压下降、血管渗透性增高、血液浓度降低及体温下降等休克症状。抗休克期的表现与休克期相反。

2. 抵抗期

警觉反应后进入该期。此时，以交感-肾上腺髓质系统兴奋为主的警觉反应将逐步消退，而表现出以肾上腺皮质激素分泌增多为主的适应反应。机体代谢率升高，炎症、免疫反应减弱。机体表现出适应，抵抗能力增强，但也有防御贮备能力的消耗。在此期间人体通过各种防御手段，使机体能适应已经改变了的环境，以避免受到损害。

3. 衰竭期

持续强烈的有害刺激将耗竭机体的抵抗能力，警觉期的症状可再次出现，肾上腺皮质激素持续升高，但糖皮质激素受体的数量和亲和力下降，机体内环境明显失衡，应激反应的负效应陆续出现，发生应激相关的疾病，器官功能衰退甚至休克、死亡。此时期是在应激因素严重或应激持久存在时才会出现。它表示机体"能源"的耗竭，防御手段已不起作用。如果继续发展下去，严重的话会导致死亡。

在一般的情况下，应激只引起第一、第二期的变化，只有严重应激反应才进入第三期。

急性期反应　烧伤、大手术、创伤等应激原可诱发机体产生快速反应，如体温升高、血糖升高、分解代谢增强、负氮平衡及血浆中的某些蛋白质浓度迅速变化等。这种反应称为急性期反应（APR），这些蛋白质被称为急性期蛋白（APP）。

GAS 描述的重点是应激时的神经-内分泌反应，而 APR 则描述了应激时血浆蛋白成分的变化。正常血浆中 APP 浓度较低。在多种应激原的作用下，有些 APP 浓度可以升高 1000 倍以上。APP 主要由肝脏产生，单核-巨噬细胞、血管内皮细胞、成纤维细胞及多形核白细胞亦可产生少量 APP。

细胞反应　①热休克蛋白（HSP）是指细胞在应激原特别是环境高温诱导下新合成或合成增加的一组蛋白。其基本功能为帮助新生蛋白质的正确折叠、移位、维持，以及受损蛋白质的修复、移除、降解，被称为"分子伴侣"。②热休克反应（HSR）是生物机体在热应激（或其他应激）时所表现的以基因表达变化为特征的防御适应反应。

功能代谢变动　①中枢神经系统应激时糖、脂肪和蛋白质代谢的变化是应激反应的调控关键，机体会出现紧张、专注程度升高、焦虑、害怕、抑郁、厌食等。②免疫系统应激时机体的免疫功能增强，但是持久过强的应激会造成机体免疫功能的紊乱。③心血管系统交感-肾上腺髓质系统兴奋会使心率加快、心肌收缩力增强、外周总阻力升高、血液重分布，有利于提高心输出量、提高血压、保证心脑骨骼肌的血液供应，但也使皮肤、内脏缺血缺氧。④消化系统主要表现为食欲减退，但也有出现进食增加的病例。应激时交感-肾上腺髓质系统兴奋，胃肠缺血，是胃肠黏膜糜烂、溃疡、出血的基本原因。⑤血液系统急性应激时外周血中白细胞数目增多、核左移，血小板数增多、黏附力增强、部分凝血因子浓度升高等，表现出抗感染能力和凝血能力增强。慢性应激时，患者可出现贫血，血清铁降低，似缺铁性贫血，但与之不同，补铁治疗无效。⑥泌尿生殖系统肾血管收缩，肾小球滤过率降低，抗利尿激素（ADH）分泌增加，出现尿少等。应激对生殖功能产生不利影响，如过强应激原作用后妇女出现的月经紊乱、哺乳期妇女的泌乳停止等。

四、应对措施

压力是现代社会人们最普遍的心理和情绪上的体验。压力引起的心理反应有警觉、注意力集中、思维敏捷、精神振奋，这是适应的心理反应，有助于个体应对环境变化。例如，学生考试、运动员参赛，在适度压力下竞争容易出成绩。但是，正如前面所提到的，过度的压力会带来负面反应，出现消极的情绪，如忧虑、焦躁、愤怒、沮丧、悲观失望、抑郁等，会使人思维狭窄、自我评价降低、自信心减弱、注意力分散、记忆力下降，表现出消极被动。久而久之，会破坏人的身心平衡，造成情绪困扰，损害身心健康。临床心理学家发现，溃疡病的主要起因就是心理压力。溃疡病患者往往具有同样的特点：努力拼命工作，总是担心工作不完美，担心自己能力不够，经常体验到无助感等。癌症和心脏病的发作也与心理压力有着密切关系。由此可见，心理压力对人的身心健康的影响是广泛而普遍的。压力是由刺激引起的。生活中压力是自然的、不可避免的，但每个人感受到的压力是不同的，即使是面对同样的刺激，不同的人的压力感也不同。为了生存、成长和发展，我们必须以积极的态度应对压力，学会有效地处理压力，从而减轻过度压力给我们身心带来的伤害。

（一）接触社会，积累经验

当面对同一事件或环境时，经验影响人们对压力的感受。有人认为，对新的任务感到有压力，很大原因是自己对这项工作不熟悉，怕自己不能胜任。对两组跳伞者的压力状况进行调查发现，有过 100 次跳伞经验的人不但恐惧感小，而且会自觉地控制情绪；而无经验的人在整个跳伞过程中恐惧感强，并且越接近起跳就越害怕。同样的道理，一帆风顺的人一旦遇到打击就会惊慌失措，不知如何应对；而对于人生坎坷的人，同样的打击却不会引起重大伤害。可见，年轻人自觉吃苦、多接触社会、增加经验和人生阅历，对增强抵抗压力的能力大有好处。

（二）知己知彼，未雨绸缪

对即将面临的压力事件是否有心理准备也会影响对压力的感受。心理学家曾对两组接受手术的患者做实验。对其中一组在术前向他讲明手术的过程及后果，使患者对手术有了准备，将手术带来的痛苦视为正常现象并坦然接受。另一组不做特别介绍，患者对手术一无所知，对术后的痛苦过分担忧，对手术是否成功持怀疑态度。结果，手术后有准备组比无准备组止痛药用得少，而且平均提前 3 天出院。看来，有应对压力的准备，对自己要经历的未知事件的可能风险、背景知识有尽可能全面的了解，也是减轻压力所造成伤害的重要因素。

（三）扩大知识面，正确评估压力

美国心理学家拉泽鲁斯认为应激是社会环境或个体内部的需要超出个体、社会系统或机体组织系统的适应能力，强调认知因素在应激反应中的作用。认知，是指通过心理活动（如形成概念、知觉、判断或想象）获取知识。习惯上将认知与情感、意志相对应。人类将自己对事物的诠释称为认知。具体说来，是指人们认识活动的过程，即个体对感觉信号接收、检测、转换、简约、合成、编码、储存、提取、重建、概念形成、判断和解决问题的信息加工处理过程。人对客观事物的认知，是从自己的感知开始的。如果一个人没有自我的感知活动，那么，就不可能产生出认知；反过来，这种感知也是人类特有的认知形式。例如，当我们看到一个菠萝时，我们通过视觉信号的读取，清楚它的色泽；通过对嗅觉信号的读取，明白它的清香；通过对味觉信号的读取，了解它的味道、知道它的酸甜；通过对触觉信号的读取，体会它的肉质茎为螺旋着生的叶片所包裹并有点扎手等，然后，再将这些情节综合起来，得出具有整体效应的菠萝的信息。人的记忆、思维功能的作用，会将菠萝的综合信息进行存储。当我们用自己的语言形式来诠释所要辨认的菠萝时，就会使用记忆库中所储备的信息资料。菠萝的资料，就是我们对它的认知。个体在压力状态下的心理反应存在很大差异，这取决于个体对压力的知觉和解释，以及处理压力的能力。对压力的认知评估可以分为两个阶段。初步评估是评定压力来源的严重性，二级评估是评定处理压力的可能性。如果压力严重，又无可利用的应对压力的资源，必然产生一种持续性的紧张状态。认知评估在增加压力感和缓解压力中有着重要作用。同样的压力情境使有些人苦不堪言，而另一些人则平静地对待，这与认知因素有关，而认知因素则与人的经历、经验、学识及世界观紧密相连。当一个人面对压力时，在没有任何实际的压力反应之前要学会先辨认压力和评估压力。如果把压力的威胁性估计过大，对自己应对压力的能力估计过低，那么压力反应也必然大。例如，你在安静的书房里看书，忽然听到走廊里响起一串脚步声，如果认为是将要入室抢劫的坏人来了，就会惊慌恐惧；如果认为是朋友全家来拜访，就会轻松愉快。正如一位哲学家所说，人类不是被问题本身所困扰，而是被他们对问题的看法所困扰。心理学研究还表明，过度的压力会影响智能，压力越大，认知效能越差。

（四）积极面对，乐观向上

不同性格特征的人对压力的感受不同。那些竞争意识强、努力工作、争强好胜、缺乏耐心、成就动机高、说话办事讲求效率、时间紧迫感强、成天忙忙碌碌的 A 型性格特征的人，在面对压力时，性格中的不利因素就会显现出来，而且 A 型性格与冠心病有密切的关系。研究发现，A 型性格者患心脏病的人数是 B 型性格者的 2～3 倍。B 型性格的特征是个性随和，生活悠闲，对工作要求不高，对成败得失看得淡薄。有的人天性活泼开朗，爱开玩笑，压力很容易被其乐观精神化解掉而不成为压力，所谓"大事化小，小事化了"；有的人不苟言笑，谨慎刻板，判断事物总先想到最坏的、最不可能发生的部分，这样，无形中给自己增加了压力。因此，用积极的态度面对人生，用乐观的态度面对压力，做到"每临大事有静气"，对化解压力大有帮助。

（五）良好环境，自我调控

一个人的压力来源与他所处的小环境有直接关系，小环境主要是指工作单位或学校及家庭。工作过度、角色不明、支持不足、沟通不良等都会使人产生压力感。家庭的压力常常来自夫妻关系、子女教育、经济问题、家务劳动分配、邻里关系等。如果工作称心如意，家庭和睦美满，来自环境的压力必然小，则心情舒畅，身心健康。由此看来，处理好自己与周围的同事、家人、邻里、朋友的关系，也是减压、"防患于未然"的重要步骤之一。

第四章　健康与疾病

  健康与疾病的概念始终是医学模式的核心和争论焦点。除健康与疾病相对论观点外，近年来还衍生出了亚健康、亚临床疾病等概念。所有生物体都要经历生成、生长、老化和死亡的过程，在这一过程中也随时有可能会患病。健康和疾病是一个连续统一的过程，没有绝对的分界线。良好的健康在一端，死亡在另一端，每个人都在这个连续统一体的两端之间的某一地方占有一个位置，并且这个位置不是静止不动的，而是随着时间的推移在变化着。

  生老病死是不可抗拒的自然规律，人人都会有死亡这一天，迟早而已。古往今来，无论是帝王将相、英雄豪杰，还是平头百姓、凡夫俗子，死亡都无法避免。因此，对待死亡，只能顺应自然，视死如归。每个人只是天地江河、沧海桑田中的一滴水，最终都要回归大海。

  "人生自古谁无死，留取丹心照汗青"。我们这一代人，生于忧患，为了祖国的独立富强、繁荣昌盛，曾努力奉献，为这个社会添砖加瓦，奋斗终身，应无愧无悔。如今，我都已是八十岁上下的老人了，比起"人生七十古来稀"已赚了 10 年，也应无怨无憾。当然，谁都希望能再赚上 20 年，30 年，那就要看自己的缘分和努力了。健康长寿，关键在自己，40%取决于客观因素，60%靠主观努力。

  人生在世，逃不过生老病死。我们无法选择出生，也逃不过死亡，但是我们可以选择活着的方式。生，我们注定会出生，没有人会记得自己出生时候的情形，就算知道也是长大之后听说的罢了。老，自古就有追求长生不老的做法，从婴儿到童年，又慢慢长大成熟、苍老。如果说我们会想到追求不老是因为知道自己会变老，那么这种行为和想要避免自己的诞生一样荒谬可笑。病，没有人会永远不生病，或是身体有恙，或是内心不安。人是坚强的，但并不是无坚不摧，人可以让自己保持和恢复健康，但是人却没办法让自己远离疾病。正是因为疾病让我们懂得怎样才能更加健康，也正是因为疾病让我们更加珍惜健康。死，谁都难逃一死。说人固有一死，或重于泰山或轻于鸿毛，有些夸大、鼓励的成分，也显得极端，但是前半句却是千真万确。有人贪生怕死，但人们并非真的畏惧死亡，因为这无法逃避，只是心中的遗憾太多，有太多的事情没有完成，有太多的理想没有圆满。

一、健康与亚健康

（一）健康

健康不仅是没有疾病和病痛，而且是躯体上、精神上和社会上处于完好状态（state of complete well-being）。

精神和心理健康与躯体健康可以相互影响。

健康（health）一词，在古代英语中有强壮（hale）、结实（sound）和完整（whole）的意思，这也是人们的共识。但在不同时期，不同的人对健康的认识又不完全相同，有些人认为主观感觉良好或检查不出疾病就是健康，他们根据自己的感觉，有无症状，以及能否从事日常的活动，判断自己是否健康；另外，一个人的年龄、社会经济地位、文化背景、受教育程度、经验、个人的价值观和希望等都影响他们对健康的看法。所以对健康的研究是一个综合的，复杂的，多维的，又在不断深化发展的过程。社会学健康观，从个体的社会角度来反映生命活动的客观性及本质属性，指出健康是一个人按照正常的社会角色功能去执行该角色权利和义务的最佳身心状态，它包括个体、家庭、社区不同的层次，包括健康平衡和健康潜能两个重要方面。把健康放入人类社会生存的广阔背景中。现代健康观的崭新特征，给现代护理学的理论和实践发展带来了深远的影响。

健康的概念随着人类文明的进步在不断延伸和深化。传统的健康观曾认为"无病即健康"，机械地把健康和疾病看成单一的因果关系。这种观点既不全面，也不确切。1978 年，WHO 在国际初级卫生保健大会上发表的《阿拉木图宣言》中指出："健康是基本人权。达到尽可能的健康水平，是世界范围内一项重要的社会性目标。"1986 年，第一届国际健康促进大会发表的《渥太华宪章》中重申："应将健康看作日常生活的资源，而不是生活的目标。健康是一个积极的概念，它不仅是个人身体素质的体现，也是社会和个人的资源。"人们对身心健康的重视程度，标志着社会文明与进步的程度。健康是医学上的一个重要概念。

世界卫生组织关于健康的定义是："健康不是仅仅没有疾病或病痛，而是一种身体上、心理上和社会上的完好状态。"根据这个定义，健康不仅仅是身体健康，还要有心理上的健康和对社会较强的适应能力。健康的人，应该是身体健康，心理也健康，而且还必须具有进行有效活动和劳动的能力，能够与环境保持协调关系。健康的标准不是绝对的，而是相对的。在不同的地区，不同的群体，不同的个人或个人的不同年龄阶段，健康的标准是有差异的。随着社会的发展和进步，健康的水平、健康的内涵，也在不断发展。长期以来，种种原因导致了我国的医学科普教育滞后，国人的健康教育不足，健康保健知识贫乏。很多人只知道病来求医、花钱看病，而忽略了花钱保健、用健康的生活方式约束自己。有的人甚至迷信江湖骗子的胡言乱语，走入了健康保健的误区。人们只知道治病救命，不知道维护健康比挽救生命更重要。21 世纪是一个崇尚健康的时代，我们正面临着卫生革命的新转折。生活水平的提高，使人们对健康的需求更加迫切。

21 世纪人们开始真正懂得要追求生理、心理、社会、环境的全方位健康，以便更好地享受现代文明的成果。随着全球人口增长和老龄化趋势，医疗费用的成倍增长，医学重心应该从以治病为主转向以预防为主。提高健康素质，不仅仅是个人的幸福，而且是对家庭和社会的一种责任与义务。健康不仅是没有疾病和病痛，而且是躯体和精神处于完好的一种状态。精神健康与躯体健康可以相互影响。生命需要健康支撑，健康是生命之源。没有健康，生命就会变得脆弱，人生也不会走得太远。健康无价。追求健康，才能追求完美的人生。富贵的人生不一定完美，而完美的人生，必定与健康相随。失去健康，纵然财富唾手可得，也将无力获取、无福受用。健康是活着的人的福气。没有健康，伟大的理想也只能是空中楼阁。人的生命短暂又脆弱。长期地无视健康、不爱惜身体会导致疾病甚至过早的死亡。人的名誉、地位、金钱固然重要，但排在第一的当数健康。健康是"1"，其余的一切如成就、名誉、地位等都是"0"，"1"没有了，后面的"0"再多也等于"0"。投资健康，健康增值；储蓄健康，健康保值；无视健康，健康贬值；透支健康，加速死亡。健康不在于长寿，而在于生活的质量，使活着的每一天都无病无痛，开开心心。世界卫生组织提出的心理平衡、合理膳食、适量运动、戒烟限酒等四大健康基石，应作为文明生活的准则。研究表明，如果能抓好这四大基石，可使脑卒中减少 75%，高血压减少 55%，糖尿病减少 50%，肿瘤减少 33%，人类寿命可延长 10 年。健康是人类全面发展和生活幸福的基础。健康投资是一件投资少、受益大的事。我们可以从很多小事做起，如多吃新鲜的蔬菜水果，多参加身体锻炼，多读一些有益的书籍，多从事一些有益的社会活动，多帮助别人，关心别人，同时注意休息，保持开朗乐观的精神状态，并做到不抽烟，不赌博，少喝酒。健康无价，健康是我们的本钱。善待自己的身体，做个健康快乐的人，从今天开始。

　　一项文化调查显示，"身体健康"已取代改革开放之初的热词"恭喜发财"，荣登近年来新春祝福热词榜的榜首。幸福自有千种风情，但健康毫无疑问是幸福的基础。"健康的身体乃是灵魂的客厅，有病的身体则是灵魂的禁闭室。"健康不是一切，但没有健康就可能丢失一切。诸葛亮六出祁山，北伐未成却病逝五丈原，让人叹惜他"出师未捷身先死，长使英雄泪满襟"；曹雪芹贫病交加，"字字看来皆是血"的《红楼梦》徒令后人怅惋；贝多芬日夜企盼耳能复聪，直至生命尽头仍在祈求，"到了天堂，我就能听得见了！"自古而今，多少英雄豪杰，因失去健康而壮志难酬；多少名流人物，因病魔缠身而事业中断。

　　健康学上，躯体、心理、精神的完美状态称之为健康。成功学将智商、勤奋、健康视为成就事业的三大支撑。近年来兴起的"幸福论"，则把健康当作 1 排在首位，将财富、地位、功名等作为 0 列于 1 之后，缺少了 1，0 就失去了存在价值。人生在世，没有什么比健康更宝贵。无论是创造绚丽多彩的人生，还是撑开家庭的幸福天空，抑或是成为国家建设的栋梁，健康都堪比无价之宝。由此就能明白，为什么跑步一族的阵容越来越庞大，为什么健身打卡成为风靡都市的时尚。

　　然而，还是有不少人透支健康。一些风华青年，生活黑白颠倒，时常起居无序、饮食无节、烟酒无忌、运动无时；一些翘楚白领，不分昼夜忙碌，不是忙于应付沉重的工作，就是辗转在各类交际应酬中。"我总是失眠，在哪儿都提不起精神""最近特别容易累，也很健忘"……对健康的重视出现"赤字"，健康不免付出高昂代价。据悉，中国亚健康人群所占比例已超过 75%，除高血压、高血脂、高血糖外，"第四高"高尿酸也已悄然袭来。"珍爱健康"不是一句廉价的口头语，安放好健康这个人生第一财富，生命才能绽放经久的美丽。

　　古人云"民亦劳止，汔可小康"，今天我们宣示"没有全民健康，就没有全面小康"，全民健康的目标追求，诠释出全面小康新的价值高度。"切实解决影响人民群众健康的突出环境问题""推动全民健身和全民健康深度融合""加强食品安全监管""努力减少公共安全事件对人民生命健康的威胁""为老年人提供连续的健康管理服务和医疗服务"……如今，"健康中国"已被确定为国家"十三五"规划发展目标，只有贯彻好"将健康融入所有政策"的大卫生、大健康理念，我们才能筑牢百姓生活的健康基石，促成全面小康的最终实现。

一年之计在于春，健康之计在行动。让精神和身体一起"舞"起来，保持健康的生活状态，营造健康的环境生态，安放好人生的第一财富——健康财富，未来就在我们的掌握之中。

（二）亚健康

世界卫生组织（WHO）的一项全球调查显示，全世界真正健康的人不足10%，需要找医生诊治的患者超过了20%，余下的70%的人属于亚健康者。亚健康状态是近年来国际医学界提出的新概念，是指人的机体虽然无明显的疾病，但呈现出活力降低，适应力呈不同程度减退的一种生理状态。这是由机体各系统的生理功能和代谢过程低下所导致的，介于健康与疾病之间的一种生理功能降低的状态，亦称"第三状态"或"灰色状态"。亚健康是一种临界状态，处于亚健康状态的人，虽然没有明确的疾病，但却出现精神活力和适应能力下降的现象，如果这种状态不能得到及时的纠正，非常容易导致疾病的发生。亚健康即指非病非健康状态，这是一类次等健康状态，是介乎健康与疾病之间的状态，故又有"次健康""第三状态""中间状态""游移状态""灰色状态""慢性疲劳综合征"等称谓。世界卫生组织将机体无器质性病变，但是有一些功能改变的状态称为"第三状态"。

我国将"第三状态"称为"亚健康状态"。造成亚健康的主要原因有：①激烈的生存竞争，造成了人体精神、体力的透支，使人体主要的器官长期处于入不敷出的失代偿的非正常状态；②自然规律决定人体老化、体能下降及生存能力降低；③心脑血管等代谢性疾病的潜伏期；④人体生物周期的低潮期阶段等。另据WHO的报告，影响人类健康的因素中，遗传因素占15%、社会因素占10%、医疗因素占8%、气候地理环境因素占7%，其余的60%的因素为人的行为与生活方式。由此WHO前任总干事中岛宏博士指出，"很多人不是死于疾病，而是死于无知"。有识之士普遍认识到，对于自身的健康，要从过去的依靠医生和医院，逐渐转变为依靠自己。亚临床疾病（subclinical disease）是医学上的另一概念，又称"无症状疾病"。顾名思义，疾病是存在的，但是尚无症状。例如，"无症状性缺血性心脏病"可以无临床症状，但有心电图改变等诊断依据。疾病过程中不仅有机体受损害、发生紊乱的病理表现，而且有防御、适应、代偿生理性反应。这类病理性反应和生理性反应在疾病过程中不可避免地结合在一起，是很难人为地进行分割的进程和结局。"无症状性缺血性心脏病"的心电图检查结果就是生理性代偿或病理性改变的临床检测证据。疾病是机体身心在一定内、外环境因素作用下所引起的一定部位功能、代谢和形态结构的变化，表现为损伤与抗损伤的整体病理过程，是机体内部及机体与外部环境平衡的破坏和正常状态的偏离或终结。从护理角度讲，疾病是一个人的生理、心理、社会、精神情感受损的综合表现，疾病不是一种原因的简单结果，而是人类无数生态因素和社会因素作用的复杂结果。年度体检是发现亚临床疾病，使疾病在其初期阶段得到及时治疗的好时机，千万不要错过。所有生物体都会患病，都要经历生长、老化、死亡的过程。因此，可以把健康与疾病看作一个连续的统一体。健康状态在一端，疾病、死亡在另一端，每个人都在疾病-健康连续统一体的两端之间的某一点占有一个位置，而且这个位置随着时间的推移在变化着。我们当然希望通过自身的努力，使这个点多在健康的一端徘徊。

（三）寿命与健康

1. 基因的作用

俗话说"种瓜得瓜，种豆得豆"。这就是遗传的力量。生物的繁衍生息和自身的成长过程都依赖于遗传信息的正确传递和使用。基因，正是遗传信息的基本单位。从生物学角度来说，基因是我们的遗传物质——脱氧核糖核酸（DNA）分子上携带有遗传信息的特定核苷酸序列，通过指导人体内重要物质（如蛋白质等）的合成来维持人体的正常生理功能。一旦基因出现异常，往往会引起生物体自身出现异常、疾病，甚至死亡，并且这种缺陷有可能传递给下一代，使后代产生相似的状况。因此，基因也可以看成是造成我们生老病死的"基本原因"。那么，基因又是如何起作用的呢？那就要从基因的基本结构说起。基因的本质是 DNA，基本单位是脱氧核苷酸，许多脱氧核苷酸通过一定的化学键连接起来形成脱氧核苷酸链。每个 DNA 分子由两条脱氧核苷酸链组成，形成螺旋形的"梯子"。磷酸和脱氧核糖交替排列构成梯子的两条主链，而两条链之间则是通过氢键配对连接在一起的碱基对形成的"横档"。碱基共有4种：腺嘌呤（A）、鸟嘌呤（G）、胸腺嘧啶（T）和胞嘧啶（C）。但碱基的配对方式是固定的，只有 A-T 或 C-G 两种可能，因而可以从一条链的碱基排列方式很容易地推断出对面链上的顺序。而这种碱基序列（或核苷酸序列）的排列方式，就是基因携带的遗传信息。需要传递时，信息所在片段的 DNA 的双链会暂时分开，以暴露出来的碱基序列为模板，不断加入可以互补配对的新的脱氧核苷酸，从而形成和原来这个位置上一模一样的 DNA 链。这就是 DNA 的复制过程。在细胞分裂前，都需要完成这项准备，以便把所有的遗传信息都正确地传递给新形成的细胞。另外一种传递方式是利用核糖核酸（RNA）作为信使，经过"转录"把这个排列顺序"复印"到 RNA 链上，带到细胞核外。在细胞质中有被称为"核糖体"的小工厂，这些小工厂可以把碱基顺序"翻译"合成氨基酸序列，最终形成特定的蛋白质。而蛋白质能否正常生成、量的多少都是保证细胞生理活动的重要条件。因此，基因的碱基顺序是其行使功能的基础。

科学家在欧洲人身上发现了与日本人长寿有关的一个基因，研究显示，世界上拥有该基因的民族，也能活得很长寿。德国的这项研究，比较了 388 位逾百岁德国老人与 731 位年纪较小者的基因组成，结果发现，百岁老人组频繁出现名为 FOXO3A 的基因变异。该研究检视了 3741 名逾 95 岁日本老年人的基因，获得同样的结论。研究人员说，"因为日本人与欧洲人的基因完全不同，如今我们可以推定，这个基因在全球各地都与活得更长寿有关"。长寿与基因有关，但不同的生活方式也可以造成基因的改变。一项新研究为科学家提供了确凿的证据，证实红葡萄酒化合物白藜芦醇（resveratrol）可直接激活一种蛋白质，促使动物模型健康和长寿。此外，研究人员还揭示了这一相互作用的分子机制，并证明了当前在临床试验中的一类更有效的药物能够以相似的方式发挥作用。2010 年，美国研究人员在《自然》杂志公布研究成果称，他们在动物实验中发现，一种与长寿相关的基因似乎也与实验鼠记忆及学习能力密切相关。这一基因名为 SIRT1，在此前的研究中，它编码的蛋白酶 Sirtuin1 已被证明可以通过限制热量消耗来延缓啮齿类动物的衰老进程。看来，有人提出"少食"是活得健康的法宝之一是有科学根据的。俗话说"若要小儿安，须带三分饥与寒"。从预防学的角度看，这话是有道理的。"三分饥"指应当有分寸，即不贪食，不要让孩子吃得过饱。一位儿科医生说当孩子处于一种稍稍的欠缺状态，他身体的机能就会呈现一种向上状态，生机勃勃。反之，身体的机能就会倦怠。成人也是一样。"病从口入"的例子比比皆是：大吃大喝、暴饮暴食造成胰腺负担突然加重，导致坏死性胰腺炎甚至猝死；酗酒造成酒精性肝炎、猝死；频繁的宴请、没有节制的大鱼大肉造成高血脂、糖尿病等。英语中有一句名言"You are what you eat"，意思是你平时吃什么东西决定了你的身体状况。中国传统养生观念及方式之一，是每餐进食只吃七分饱，自我感觉饥饱适中即可。"少吃一口，舒服一宿"，这些民间朴素的格言仍然适用于当今的社会。科学家通过动物实验证明，无论是单细胞动物还是哺乳动物，如果减少营养供应，即将正常饮食减少三至四成，那么寿命均可延长 30%～60%。目前国民的平均寿命已超过 70 岁，如果能坚持只吃七分饱，做到营养均衡，完全可以更健康、长寿。

2. 情绪的作用

医学研究证明：人脑内有一百多种激素，其中有两大类，一类是"好的激素"，如脑内吗啡类等，一类是"坏的激素"，如肾上腺素类等（当然，肾上腺素在应急状态下的作用功不可没）。美国的菲尔斯博士研究发现，脑内啡肽大量分泌时，免疫细胞就十分活跃，免疫力则随之提高，从而起到预防疾病、保证身体健康的作用。人体自身具有高超的自然治愈力，每个人的身体里都有一个非常了不起的"制药厂"。这个"制药厂"由快感神经（A10 神经）掌握，而控制快感神经的关键性物质是脑内吗啡激素。实践证明：乐观、愉快时，机体就分泌"好的激素"（如脑内啡肽等），并能把血流量和神经细胞调节到最佳状态。研究人员还注意到，欢笑能调节神经活动，改善内分泌功能，促进心肌运动，加强血液循环，增进新陈代谢，促使呼吸畅通，驱散愁闷。心理状态良好的人，心神安定，气血调和，身体机能和谐，生理活动正常，从而减少疾病，健康长寿。马克思曾经说过一句名言，"一种美好的心情，比十服良药更能解决生理的疲惫和痛苦"。反之，如果整天患得患失，愁眉苦脸，钩心斗角，争权夺利，甚至违法犯罪，即使一时侥幸得逞，也依然心惊肉跳，日夜不安，担心迟早要被逮住，那将痛苦终生。有的人心胸狭窄，爱生闷气，容易愤怒发火。当愤怒时，交感神经兴奋性增强，心跳明显增快，心率可达 220 次/min，呼吸可达 23 次/min，由于发怒，大脑分泌"坏的激素"（肾上腺素等）猛增，这时氧气就变成有害的活性氧。同时，血压上升，血液凝块加快形成，免疫功能下降，降低了消灭细菌、病毒和抗癌的能力，使抗体分不清敌我，大量杀伤自身的好细胞，大大削弱抗病能力，必然导致疾病缠身。生气 10min，会耗费人体大量精力，相当于一次 300m 赛跑。生气时的生理反应十分剧烈，其分泌物具有毒性。因而生气、忧愁会造成未老先衰。"伍子胥过昭关，一夜愁白了头"的故事，生动地说明了心理状态对身体的明显影响。情绪长期抑郁，慢性非传染性的"身心疾病"（如心脑血管病、高血压、精神病、肝胆病、癌症等）就会不期而至。控制自己的情绪不是一件容易的事情。但如果常常换位思考，多检查自己的毛病，你会发现其实很多烦恼的根源都在于自己：生气，是因为自己不够大度；郁闷，是因为自己不够豁达；焦虑，是因为自己不够从容；悲伤，是因为自己不够坚强；惆怅，是因为自己不够阳光；嫉妒，是因为自己不够优秀……所以，这些烦恼的出现，有可能是提示自己的修养尚且不足，这样想的话，也就心平气和了。俗话说"笑一笑，十年少"。笑，是人的一种平和心态及善良的内心表现，也是乐观面对工作与生活的积极态度。荷兰科学家发现，经常笑逐颜开的人，寿命比较长，生活乐观的人与生活悲观的人相比，死亡率低 45%。心血管疾病的死亡率甚至低 77%。情商（EQ）又称情绪智力，是近年来心理学家提出的与智力和智商相对应的概念。它主要是指人在情绪、情感、意志、耐受挫折等方面的品质。美国心理学家认为，情商包括以下几方面的内容。一是认识自身的情绪，因为只有认识自己，才能成为自己生活的主宰。二是能妥善管理自己的情绪，即能调控自己。三是自我激励，它能够使人走出生命中的低潮，重新出发。四是认知他人的情绪，这是与他人正常交往，实现顺利沟通的基础。五是人际关系的管理，即领导和管理能力。情商水平高的人具有如下的特点：社交能力强，外向而愉快，不易陷入恐惧或伤感，对事业较投入，为人正直，富于同情心，情感生活较丰富但不逾矩，无论是独处还是与许多人在一起时都能怡然自得。心理学家发现，对于情商高的人，不论环境如何改变，快乐已成为他（她）的一种习惯。让我们时刻保持愉悦的心情，用这种心情对待工作和学习，让健康向上的情绪也为长寿贡献一份力量。

健康与疾病不是对立的概念，而是彼此相互依存、相互转化的统一体。从疾病的最严重状态到健康的顶峰状态是一个生命的连续过程，它处于经常变化而非绝对静止状态，并呈现不同层次的适应水平。如果个体与环境保持正常的适应，就意味着正常的健康，如果适应良好，就是健康良好；反之，如果适应不良，陷入疾病状态，就意味着健康不良。每个人都在疾病-健康连续统一体的两端之间的某一地方占有一个位置，如疾病的极限（死亡），健康极度不良，健康欠佳，安于疾病状态（陷入疾病状态适应），正常适应良好，适应十分自如，正常健康，健康良好（康强），完满康宁，健康的顶峰。而这个位置随着时间的推移、周围环境的变化在不断变化。

二、病因与疾病

引发一系列代谢、功能、结构的变化，表现为症状、体征和行为的异常的原因，称为病因。疾病是机体在一定的条件下，受病因损害作用后，因自稳调节紊乱而发生的异常生命活动过程。在这种状态下，人体的形态和（或）功能发生一定的变化，正常的生命活动受到限制或破坏，或早或迟地表现出可觉察的症状，这种状态的结局可以是康复（恢复正常）或长期残存，甚至导致死亡。

（一）病因

去寻找病因，了解疾病过程中损伤、抗损伤矛盾的对立及其相互作用，对疾病的诊治及预后具有非常重要的作用。

人类身心智疾病原因貌似复杂多样，其实，最主要的原因是饮食结构不合理、吃得不科学。我们通过几十年理论和大量的临床研究证实，人类身心智疾病原因的确是如此。食物是生命的物质基础，不吃饭就会死亡，吃得不科学、不合理就会得病。因此，人类重视膳食平衡，采取个性化科学食疗就可以防止很多常见身心智疾病的发生。

人的生长发育、健康水平、劳动能力和寿命长短都与营养密切相关。合理营养不但能提高一代人的健康水平，而且关系到民族的繁荣昌盛。营养与许多疾病的发生和发展都有直接或间接的关系。例如，缺碘可患甲状腺肿，缺铁可患贫血，缺维生素 D 和钙会引起骨质软化、佝偻病和骨质疏松等症以及某些肿瘤，严重地影响人体健康，甚至威胁生命。合理营养是保健防病工作中最基本、最重要的一环。它不但能促进生长发育，增强体质，提高智力，提高工作效率和竞技水平，而且能保证正常的生育能力，促进优生，并有助于保持青春，推迟衰老，延长寿命。大量食用抗氧化维生素如 β-胡萝卜素、维生素 C 和维生素 E 等，有助于身体健康，预防疾病。

每个人都希望自己拥有健康的身体，可事实上我们却常常被疾病所困扰。人之所以会生病，其基本缘由在于凡事皆有极限和人与自然的矛盾。空气是人类生存的必要条件之一，干净的空气是由氮气（78%）、氧气（21%）、二氧化碳（0.03%）等气体组成的，这三种气体占空气总重量的 99.00% 以上，其他气体总和不到百分之一。随着人类活动的增多和现代文明的发展，大量有害气体被排放到空气中，改变了空气的正常组成，使空气质量变坏。统计表明，每天全球有数万吨废气排入到大气中，按照这个排放速度，大气早该让人窒息了，可事实并不是那样，这是什么原因呢？原来，除了植物和雨水可以洁净大气，大气本身也有超强的自我净化功能，依靠大气的稀释、扩散、氧化等物理化学作用，就能使进入大气的污染物质逐渐消失。经科学研究发现，大气中的氧气、水和其他多种物质吸收了太阳光线的能量后，可以生成一种氢氧自由基，它的氧化能力相当强，可净化大气中的烟雾。

但是大气的自净能力毕竟有限，如果人类不加节制，把越来越多的工业粉尘和有害气体排放到大气中，那么终有一天会超过大气所能承受的极限，大气"生病"也就不足为奇了。然而，被污染的大气也并非无药可救。人们可以采取措施，比如在一定范围的区域内植树造林，甚至建立自然保护区，搞生态建设。这样就能调节气候、截留灰尘、吸纳有害气体，从而大大提高大气的自净能力，大气就能恢复"健康"。事实上，人体生病也和大气被污染的道理一样。人体借助自身的自愈力，即使偶尔有饮食不当、睡眠不足、环境改变、血液污染、负面情绪等影响，也可以保持一种良好的状态而不生病；只有当身体的消耗和损害达到了更严重的地步，人才会生病。换句话说，生病则意味着身体的承受能力到达了极限，疾病就是身体给我们的信号，而那些损害人体自愈力的因素就是致病的罪魁祸首，它们削弱了自愈系统的力量，由此带走了我们的健康。

现代社会的生活和工作压力越来越大，身体不适的人也越来越多，很大程度上是生活起居不规律造成的。不良生活习惯持续损害人体的组织器官，人体的自愈系统便忙得无暇休息，最终"神医"累垮了，生病是自然的事情。中医的"天人一体观"认为，人体必须与外界的变化规律保持一致。人体是一个有机的整体，内部各个要素之间都有其固有运行规律；人与自然之间也是个有机的整体，整体的不和谐也会影响局部的运行状况。

首先，要听懂身体发出的信号，并听从指示。我们的身体不会无缘无故地闹脾气，如果有不适感，那么必定是某一方面出了问题。因此，我们要按照身体的指示行事：饿了就吃，困了就睡，累了就休息，该发的脾气发出来，该看开的时候就释然。

其次，要顺应自然的规律，不可违背天道。自然环境的变化可直接或者间接影响人体五脏的功能和津液的代谢，使机体相应地产生生理、病理反应。例如，昼夜更迭，古人日出而作、日落而息就是顺应天时。现代人喜欢过"夜生活"，在脏腑机能都减弱的时候还要活动，长此以往必然会伤精耗血，损害身体。另外，人类的破坏性活动影响了自然环境和气候，恶化的环境和气候条件最终又影响人类自身。人之所以会生病，是因为人类漠视了自身的自愈力，也藐视了自然界的强大力量。《黄帝内经》云："春夏养阳，秋冬养阴"，"必先岁气，无伐天和"，也是说无论是养生还是治病，都要顺应自然和身体的规律，否则就会破坏天道，损害人体的自愈能力。人不能无所畏惧，也不能耍小聪明，更不能目光短浅。总之，如果你想要有一个健康的身体，养生的核心就是顺应自然，顺应人体规律，做到天人合一；而具体的方法则是让身体做主，适合自己的方法才是最好的养生方法。

疾病的病因学和发病学在医学中占着十分重要的地位。只有弄清疾病的原因和发生发展规律，才能顺利解决疾病的诊断、治疗和预防问题。在认识个别疾病的原因和发生发展规律基础上总结、概括出来的具有普遍意义的病因和发病规律，又指导着人们更有成效地认识个别疾病的原因和发生发展规律。

（二）疾病

疾病（disease）是机体在一定的条件下，受病因损害作用后，因自稳调节紊乱而发生的异常生命活动过程，并引发一系列代谢、功能、结构的变化，表现为症状、体征和行为的异常。"疾"，一个病字框，里面是一个"有的放矢"的"矢"。这个"矢"就是"射箭"的"箭"。它告诉你，那些从外而来侵害你身体的东西，就像一个人朝你放的冷箭，比如，传染病等外来因素引起的不适就叫"疾"。疾还可以引申为疾驰、疾速，我们由此可以知道，"疾"这个东西来得快，去得也快，它是从外部来的，最后肯定还得回到外部去，只是个匆匆的过客。"病"字里面是一个"丙"。在中国文化当中，"丙"是火的意思。在五脏器官里，丙又代表心。所以，"丙火"又可以叫"心火"。心里感到不适有火，人就得病了。

疾病是指机体在一定条件下由病因与机体相互作用而产生的一个损伤与抗损伤斗争的有规律过程，体内有一系列功能、代谢和形态的改变，出现不同的临床症状与体征，机体与外环境的协调发生障碍，正常的生命活动受到限制或破坏。受病因损害作用后，因自稳调节紊乱、生命信息运行障碍而发生的异常生命活动过程，可分为传染性疾病和非传染性疾病，以及由自体遗传系统存在疾病基因或环境刺激因素等的作用下引发的遗传性疾病。疾病可通过药物或手术医治予以干预，结局可以是痊愈康复、长期残存或死亡。疾病是人体应对不良刺激而产生的变化，是身体从一种状态变化成另一种状态。这种变化是自救的，是生存所需要的，无论是内部的变化或是外部的变化，都是延续生命的需要。疾病和生命如影随形，只要生存就必须面对。人体必须随时随自然和自身状态的变化而变化，不变化人就不能迎战疾病并生存。在此过程中，机体受到损伤和危害的同时，机体也产生对抗或抵御这种损害的抗损伤反应，两者相互作用促使疾病获得发展与转归。疾病是身体解决自身问题的一种手段，是对自己的一种保护，通过战胜疾病改变自己，以适应外界的变化。健康与疾病是不可分割的。

　　生老病死也被认为是人生四大苦，其中最苦的莫过于"病"。健康与疾病可以看作是一个连续的统一体和分度尺。每个人都在疾病-健康连续统一体的两端之间的某一点占有一个位置。人们当然希望这个点多在健康的一端徘徊。健康是幸福之首。人一旦得了难以忍受的疾病，失去了身体这个本钱，其他一切都无从谈起。

　　疾病包括人体各组织、器官的不正常，心理障碍，以及社会行为上的失态。对疾病有许多不同的解释，如"疾病是机体伴有疼痛或不适感觉"，"疾病是细胞损伤的结果"等，但都没有反映疾病的真正本质。马克思把疾病看作"失去了自由的生命"。机体的完整性及其与环境的统一性是生命活动过程中健康生存的基本条件。从健康的定义来说，反之则为疾病。看来健康是机体内和外界环境对立统一，疾病则是对这种对立统一的破坏。健康与疾病也是对立统一的，两者在一定的条件下可以互相转化。健康转化为疾病、疾病转化为健康，是在一定条件下矛盾转化的结果。了解转化的条件是预防和治疗疾病的前提与基础。大自然是无情的，但也是公正的。病毒、病菌是致病的重要原因，所以对人来说，病毒、病菌是可恶的。大自然是真正的裁判员，它遵循"物竞天择，适者生存"的法则，让人类与病毒、病菌公平竞争。所以人有人的活法，病毒、病菌有自己的生存之道。人可以用智慧杀灭病毒、病菌，病毒、病菌可以用变异、海量繁殖等办法沉着应对，所谓"道高一尺，魔高一丈"。旧的病毒、病菌消灭了，新的病毒、病菌还会诞生，人与病毒、病菌的斗争永无休止。

　　如健康一样，从不同角度考查疾病，也可以给出不同的定义。最常应用的定义是"对人体正常形态与功能的偏离"。

　　疾病种类很多，世界卫生组织1978年颁布的《疾病分类与手术名称》第九版（ICD-9）记载的疾病名称就有上万个，新的疾病还在发现中。获得性免疫缺陷综合征就是 1981 年发现后补进去的，起初其被归在免疫缺陷病中，后又改放到病毒引起的疾病中。传染性疾病，由于病原体（如病毒、立克次氏体、细菌、原虫、蠕虫、节肢动物等）（不包括真菌）均具有繁殖能力，可以在人群中从一个宿主通过一定途径传播到另一个宿主，使之产生同样的疾病，故称传染性疾病，简称传染病。此种疾病在人群大量传播时则称为瘟疫。烈性传染病的瘟疫常可造成人员大批死亡。21 世纪，发达国家的死因分析中传染病仅占 1% 以下，中国约为 5%。非传染性疾病，随着对传染病的逐渐控制，非传染性疾病的危害相对地增大，人们熟悉的肿瘤、冠心病、脑出血等都属于这一类。在中国大城市及发达国家中受这类疾病虐袭在死因分析中都居于前三位。

　　疾病可按成因分为以下几类。遗传病，由环境或遗传引起的受精卵形成前或形成过程中遗传物质发生改变造成的疾病。近亲或有血缘关系的夫妇也会生下遗传病患者。遗传病患者很难得到满意的医学服务。物理化学损伤，损伤可以是急性的，如化学物质的中毒、烧伤等，其损害可以立即显示出来，病因十分清楚；也可以是慢性的，需经过多年，甚至下一代才表现出来，这时病因需经调查研究才能揭示。人类的慢性中毒可出现于天然状态下，如饮用水中含氟量过高，可造成斑釉，甚至影响骨质生长，形成氟骨症。但更多的疾病是人工造成的，许多职业病和公害病，如硅肺、有机汞中毒引起的水俣病、镉中毒引起的疼痛病等即是如此。许多药源性疾病也是一种化学损伤。有些化学物品的损害表现在下一代身上，如沙利度胺造成的海豹怪胎（短肢畸形）是一个著名的例子；妊娠早期服用雌激素类药物，可使下一代女孩在十多岁时发生阴道癌。物理因素造成的冻伤、烧伤、电击伤、放射性损伤、高原病、潜水病以及噪声对听觉、血压的不良影响等已为人们熟知，但无线电报、电话、广播、电视、雷达的广泛应用，使现代人不分男女老幼，都在各种频率的电磁波里生活，这是人类发展史上未曾接触过的新环境，它对人类的生存繁衍有何影响，仍是一个有待探索的问题。免疫源性疾病，指免疫反应紊乱所致的疾病，又可分为两大类：一是对外部环境中某种抗原物质反应过强；二是免疫系统对自身的组织或细胞产生不应有的免疫反应，称为自身免疫性疾病。异常细胞生长，是造成死亡最多的疾病之一。细胞的不正常生长称为增生。增生时细胞的形态并未改变，仍具有原来细胞的功能，如甲状腺细胞增生，引起甲状腺增大，分泌甲状腺素过多，出现甲状腺功能亢进。一般增生都由激素或慢性刺激引起，人体内正常细胞的增殖有一定限度，到了这个限度就停止增殖。增殖的调节机制削弱，就出现细胞的增生；而这一调节机制完全丧失就导致肿瘤。代谢和内分泌营养性疾病（包括先天性和后天性），是因体内各种营养素过多或过少，或不平衡，机体营养过剩或营养缺乏以及营养代谢异常而引起的一类疾病。精神失常疾病，特别是精神分裂症、抑郁症，据说与自己体内的遗传系统有直接关系（基因），患者能表现持久的自发性精神异常症状，属于人类遗传病范畴，很难根治。还有一些遗传病表现为智力问题，如唐氏综合征、亨廷顿舞蹈症、苯丙酮尿症。传染病，尤其是梅毒的晚期，可侵犯大脑，产生精神症状。药物和一些化学物质（如铅、类固醇激素）也常常引起精神症状。精神症状还可由营养因素产生，如叶酸和维生素 B_{12} 缺乏引起的恶性贫血常伴有精神症状。在饥饿中生长的儿童智力发育一般也会受到影响。老年性疾病，在随着年龄增长发生的正常退化和老年性疾病引起的退化之间很难划出一条清楚的界线。老年人最常发生问题的部位是心脏、血管和关节。老年人的抵抗力减退，容易发生感染、创伤。**手足口病**（HFMD），卫生部 2008 年 5 月 2 日决定，将手足口病列入传染病防治法规定的丙类传染病进行管理。卫生部通知指出，各地要加强对手足口病的监测和报告，发现手足口病患者时，要按照《传染病信息报告管理规范》的要求，在传染病报告卡中"其他法定管理以及重点监测传染病"一栏中填报该病，实行网络直报的医疗机构应于 24h 内进行网络直报，未实行网络直报的医疗机构应于 24h 之内寄送出传染病报告卡。在重点地区和高发季节，要加大对手足口病的监测力度和重症病例的主动搜索工作。手足口病是婴儿和儿童的一种常见疾病，以发热、口腔溃疡和疱疹为特征，初始症状为低热、食欲减退、不适并常伴咽痛，发热 1～2 天后出现口腔溃疡，开始为红色小疱疹，然后常变为溃疡。口腔疱疹常见于舌、牙龈和口腔颊黏膜。1～2 天后可见皮肤斑丘疹，有些为疱疹，皮疹不痒，常见于手掌和足底，也可见于臀部。有的患者仅有皮疹或口腔溃疡。手足口病传播途径多，婴幼儿和儿童普遍易感。做好儿童个人、家庭和托幼机构的卫生是预防本病的关键。

疾病是生命存在的一种状态，在这种状态下，人体的形态和（或）功能发生了一定的变化，正常的生命活动受到限制或破坏，或早或迟地表现出可觉察的症状，这就是给人体发出的信号和警报。例如，冠心病的早期信号可以是牙痛，也有人左手臂感觉轻微的麻痛、腿痛、左肩疼痛，人因为胃痛到消化科就诊，结果却发现是冠心病。这些疼痛是由于心脏缺血，影响到其他部位的痛感神经而造成的。如果你觉得胸骨后疼痛有一种"压榨感"，一种好像大象踩在胸部的胸闷感，那就要马上去医院的急诊室了。糖尿病的早期症状可以是出汗、口渴，或身上反复出现不明原因的疖肿。甲状腺功能减退的早期信号可以是怕冷、疲乏、食欲减退但体重不见减轻，记忆力下降，有些女性会出现月经稀少等。以上这些症状的结局可以是康复（经过及时治疗）或长期残存，或致死亡。

在疾病过程中，机体与外环境的协调发生障碍，出现这样或那样的临床症状与体征。我们应当重视机体的提醒。机体在不断变化的内、外环境因素作用下，通过神经和体液的调节作用，使各器官系统的功能和代谢维持在正常范围内，保持着内环境状态的相对稳定，维持机体正常的生命活动。患病时致病因素对机体的损害作用使自稳调节的某一方面发生紊乱，引起相应的机能和代谢的障碍，进而通过连锁反应使自稳态的其他方面也相继发生紊乱，从而引起更为严重的生命活动障碍。在疾病状态下，机体发生的某种变化可能转化为新的原因，引起新的变化，后者再转化为原因，再引起新的变化，病因与结果交替作用，形成一个螺旋式的因果转化过程。

在这个过程中，每一环节既是前一个变化的结果，同时又是后一个变化的原因。例如，原始病因是机械暴力短暂地作用于机体（如车祸、地震）使组织受损，血管破裂而导致大出血，大出血使心脏输出血量减少造成动脉血压下降，血压下降可作为又一个原因反射性地使交感神经兴奋，皮肤、腹腔内脏的小动脉、微动脉等收缩，这种血管收缩虽然可引起外周组织缺氧，但可减少出血，在一定时间内又可维持动脉血压于一定水平，故有利于心脏、脑的动脉血液供应。在不同的疾病或同一疾病的不同状态下，因果转化可以向坏的方向发展，形成恶性循环，甚而导致死亡；因果转化也可以向好的方向发展，形成良性循环，最后导致疾病痊愈。在上述的严重外伤发展过程中，如能及时采取有效的止血措施和输血、输液，就可以阻断上述连锁反应的发展，从而防止病情的恶化，使病情向着有利于机体的方向发展。学会接受疾病，把疾病当作对身体的友好提醒，听懂身体的语言，去做些对身体有益的事，及时就医，在医生和药物的帮助下，打断恶性循环，就能支持身体完成它的自愈和修复。任何疾病都是机体的整体反应，但其表现可以是以局部为主或以全身为主，局部受整体的影响，同时又影响着整体。两者在疾病过程中能相互影响，并可在一定条件下相互转化。肺结核病变主要在肺，但常有发热、食欲缺乏及血沉加快等全身反应；另外，肺结核病也受全身状态的影响，当机体的抵抗力增强时，肺部病变可以局限化甚至痊愈；抵抗力降低时，肺部病变可以发展，甚至播散到其他部位，形成新的病灶。正确认识疾病过程中局部和整体的关系，提高身体的抵抗力，对于采取正确的医疗措施使自己早日康复具有重要的意义。人类所有疾病或健康状态都与自身有直接或间接的关系，是内、外环境相互作用的结果。人体自身状态是内因，环境因素是外因。即使是外源生物侵袭导致的传染病，是否发病及病情轻重，也要看个体的免疫能力。

疾病是身体在与体内的损伤和毒素做斗争的表现，是在身体失去平衡的状态下，不得不让身体表现出没有力气、难受、发热、发炎、咳嗽、晕倒，这都是疾病对身体提出的警告。疾病其实是身体对自己的提醒，提示身体已经透支了，需要停下来休息一会儿，补充丢失的营养物质，放松心情，排出体内的垃圾和毒素，需要新鲜的氧气和良好的饮水。疾病像一面镜子，它提醒你健康才是最重要的。失去了健康，别的都无从谈起或大打折扣。疾病像一粒种子，只有当它获得适宜条件的时候，才会生根、发芽、长大。当你发现你的生活方式适宜疾病生长（身体产生的疾痛会告知你）的时候，一定要坚决改掉不良的生活方式，这样，疾病便不会引起更大的伤害。即使健康临时出现了问题，一般也会顺利地康复。反之，当你由初期微小的疾痛能很快恢复而未引起警惕并因此继续不健康的生活方式时，疾病便会继续发展，直至发生一次又一次的伤害，甚至最后对你造成致命的危害。

现在世界公认吸烟是肺癌致病的最危险因素之一。大量研究已经证明，吸烟者肺癌的发病率比普通人高 20～25 倍，且与吸烟的量和吸烟时间的长短呈正相关。许多烟民有慢性支气管炎，平时就有咳嗽、痰多的症状，但常常以吸烟在社交中具有一定的社会功能为借口迟迟下不了决心戒烟。直至有一天在体检中发现肺癌或其他癌症，才不得不戒烟。有的癌症患者甚至拉着大夫的手说："大夫，我不能死啊！"但这一切都太晚了。"早知今日，何必当初？"疾病和健康就像人生中必须种植的两株幼苗，你想得到什么，就看你给它们什么样的土壤，施什么样的肥料了。疾病的发生、发展和转归"千差万别，瞬息万变"。疾病的发生往往是一个由隐匿到明确，由不典型到典型，由一般到特殊，由常见到罕见，由未知到已知的过程。有的病的病因尚未揭晓，治疗方法也无定论；有的病一旦得了，就得终生服药；有的病治疗后可能遗留不可逆的残疾；有的病突如其来，造成意想不到的恶化。医生对疾病的认识有一个由浅入深、由表及里、由此及彼、去伪存真、动态分析的认识过程。有些事实需要医患双方共同接受。患者、家人对医院和医生的期望值很高，是热爱生活、热爱生命的体现，也是生物求生的一种本能。现在社会的生存空间、生活条件千百倍地好于过去，人们也更加珍惜自己的生命和健康。但我们也必须看到，患者对医疗治病、救死扶伤的期望值与目前医学研究的水平差距很大。医生和科学家要研究的是未知的课题。医生的本领和现代医学的水平在逐渐提高，但我们不能指望医生能解决所有的问题，医治好所有的疾病。所以，关键的关键还是要自己对自己的健康负责。

大多数疾病发生、发展到一定阶段后终将结束，即疾病的转归，转归有康复和死亡两种形式。

1. 康复（rehabilitation）

康复分成完全康复与不完全康复两种。完全康复主要是指疾病时所发生的损伤性变化完全消失，机体的自稳调节恢复正常，不完全康复是指疾病时的损伤性变化得到控制，但基本病理变化尚未完全消失，经机体代偿后功能代谢恢复，主要症状消失，有时可留后遗症。

2. 死亡（death）

法律将心跳和呼吸的永久性停止、血压为零作为死亡的标志。死亡是指机体作为一个整体的功能永久停止，但是并不意味着各器官组织同时均死亡，因此近年来提出了脑死亡（brain death）的概念。目前一般均以枕骨大孔以上全脑死亡作为脑死亡的标准。

脑死亡应该符合以下标准：①自主呼吸停止，需要不停地进行人工呼吸。世界各国都把自主呼吸停止作为临床脑死亡的首要指标。②不可逆性深昏迷。无自主性肌肉活动；对外界刺激毫无反应，但此时脊髓反射仍可存在。③脑干神经反射消失（如瞳孔对光反射、角膜反射、咳嗽反射、吞咽反射等均消失）。④瞳孔散大或固定。⑤脑电波消失。⑥脑血液循环完全停止（经脑血管照影或经颅脑多普勒超声诊断呈死亡的图形）。

脑死亡一旦确立，这就意味着在法律上已经具备死亡的合法依据，它可协助医务人员判断死亡时间和确定终止复苏抢救的界限。此外，也为器官移植创造了良好的时机和合法的根据，因为对脑死亡者借助呼吸、循环辅助装置，在一定时间内维持器官组织低水平的血液循环，可为器官移植手术提供良好的供者，将此种器官移植给受者，效果极佳。因此用脑死亡作为死亡的标准是社会发展的需要，但是宣告脑死亡一定要十分慎重。

俗话说"有什么别有病"。没有人愿意得病，但病往往不请自来。人需要对疾病保持某种程度的警戒及预防，但也要有一份顺其自然的心态，"既来之，则安之"。我们可能无法改变得病的事实，却可以改变对待疾病的态度。演员傅彪得了癌症，依然笑容可掬，并坦言得病使他"真正体会到某种爱的本质"；作家贾平凹得了肝炎，感悟到"病也是一种哲学"；美国 19 世纪的残障教育家海伦·凯勒在她出生 19 个月的时候，因病失去了宝贵的听力与视力，但她写出了自传体散文《假如给我三天光明》，让成千上万的残疾人和健全人看到了生命的价值。从这个意义上讲，得病对意志坚定的人来说可以是一次生命升华的机会，尽管对一个具体的人来讲，这样的机会还是没有为好。疾病是人体应对不良刺激而产生的变化，是身体从一种状态变化成另一种状态。这种变化是自救的，是生存所需要的，无论是内部的变化还是外部的变化，都是延续生命的需要。疾病和生命如影随形，只要生存就必须面对。人体必须随时随自然和自身状态的变化而变化，不变化人就不能迎战损伤并生存。在此过程中，人体发生了痛苦的变化，同时这些变化使人体产生对抗或抵御这种变化的变化（如一些免疫抗体的形成）。疾病是身体解决自身问题的一种手段，是对自己的一种保护，通过战胜疾病改变自己，以适应外界的变化。由此看来，健康与疾病是不可分割的。

三、损伤与适应

（一）损伤与防护

损伤与抗损伤是疾病过程中的一对基本矛盾。遭到损伤危害的机体会出现抗损伤反应。两者的力量对比决定疾病的发展和转归：损伤力度大于抗损伤强度，疾病趋于恶化，否则趋于好转和痊愈。

当致病因素作用于机体引起机体损伤时，机体同时调动各种防御、代偿机能来对抗致病因素及其所引起的损伤。损伤与抗损伤的相互作用，贯穿于疾病的始终。双方作用力量的对比，决定着疾病发展的方向和结局。损伤占优势时，疾病向恶化的方向发展，甚至造成死亡；抗损伤占优势时，病情缓解并向痊愈发展。损伤与抗损伤反应，在一定条件下可发生转化。炎症局部变质属损伤性改变，而渗出和增生属抗损伤反应；但如果渗出物过多，大量聚集于心包腔或胸腔，则可压迫心脏、肺，影响其功能，从而转化为损伤性因素。医生和护士在自己的工作岗位上，每天都在尽力排除或减轻患者的损伤性改变，保护和增强其抗损伤反应，促使患者疾病痊愈。在各种招致损伤的轻微因素持久作用下，机体通过自身的代谢功能和结构改变加以调整适应。在调整过程中，形态结构可以出现多种改变，如细胞的数目增多或减少、体积增大或变小、细胞和组织类型发生转变等。组织细胞或器官肥大和增生时，细胞器增多，蛋白合成酶增加，蛋白质的合成代谢占优势，达到更高的功能水平，适应改变了的环境。当器官和组织的细胞的体积变小和数量减少、器官或组织萎缩时，萎缩细胞的细胞器减少，降低细胞对氧和代谢物质的需求，适应降低了的工作负荷。为了人的健康生存，机体要提供一个稳定的内环境，以利于各个系统的机能正常运转、各种组织细胞正常工作。酸碱平衡是机体内环境稳定的重要组成部分。体液酸碱度通常以 pH 表示。pH<7.36，表明有酸中毒，pH>7.44，则表明有碱中毒，出现酸碱平衡失调。这时医生的责任就是及时纠正这种平衡失调，给机体提供酸碱平衡的内环境。

1. 损伤

损伤指人体受到外界各种创伤因素作用所引起的皮肉、筋骨、脏腑等组织结构的破坏，及其所带来的局部和全身反应。除致病性微生物所致的生物损害外，主要指机械、物理、化学因素所致的损伤。按损伤部位分为外伤、内伤。外伤是指皮、肉、筋、骨损伤，临床可分为骨折、脱位与筋伤；内伤是指脏腑损伤及损伤所引起的气血、经络、脏腑功能紊乱。按受伤部位的皮肤或黏膜是否破损分为闭合性损伤和开放性损伤。闭合性损伤是受钝性暴力损伤而外部无创口者；开放性损伤是指由于锐器、火器或钝性暴力作用使皮肤黏膜破损，而有创口流血，深部组织与外界环境沟通者。

损伤的机制主要涉及细胞膜的破坏、活性氧类物质和细胞质内游离钙增多、缺氧、化学毒害和遗传物质变异等几方面，它们互相作用或是互为因果，导致细胞损伤的发生与发展。

（1）细胞膜的破坏

机械力的直接作用、酶的溶解、缺氧、活性氧类物质、细菌毒素、病毒蛋白、补体成分、化学损伤等都可破坏细胞膜结构的完整性和通透性，影响细胞膜的信息和物质交换、免疫应答、细胞分裂与分化等功能。细胞膜受到破坏的机制在于进行性膜磷脂减少，磷脂降解产物堆积，以及细胞膜与细胞骨架分离使细胞膜易受拉力损害等。细胞膜破坏是细胞损伤特别是细胞不可逆性损伤的关键环节。

（2）活性氧类物质的损伤

活性氧（reactive oxygen species，ROS）又称反应性氧类物质，包括处于自由基状态的氧（如超氧自由基和羟自由基·OH），以及不属于自由基的过氧化氢（H_2O_2）。自由基（free radical）是原子最外层偶数电子失去一个电子后形成的具有强氧化活性的基团。细胞内同时存在生成 ROS 的体系和拮抗其生成的抗氧化剂体系。正常少量生成的 ROS，会被超氧化物歧化酶、谷胱甘肽过氧化物酶、过氧化氢酶及维生素 E 等细胞内外抗氧化剂清除。在缺氧、缺血、细胞吞噬、化学性放射性损伤、炎症以及老化等的氧化还原过程中，ROS 生成增多，脂质、蛋白质和 DNA 过氧化，分别引起膜相结构膜质双层稳定性下降，DNA 单链破坏与断裂，促进含硫蛋白质相互交联，并可直接导致多肽破裂。ROS 的强氧化作用是细胞损伤的基本环节。

（3）细胞质内高游离钙的损伤

磷脂、蛋白质、ATP 和 DNA 等会被细胞质内磷脂酶、蛋白酶、ATP 酶和核酸酶等降解，此过程需要游离钙的活化。正常时细胞内游离钙与钙转运蛋白结合贮存于内质网、线粒体等储钙库内，细胞质处于低游离钙状态。细胞膜 ATP 钙泵和钙离子通道参与细胞质内低游离钙浓度的调节。细胞缺氧、中毒时，ATP 减少，Na^+/Ca^{2+} 交换蛋白直接或间接激活细胞质内游离钙使之继发增多，促进上述酶类活化而损伤细胞。细胞内钙浓度往往与细胞结构和功能损伤程度呈正相关，大量钙的流入导致的细胞内高游离钙（钙超载）是许多因素损伤细胞的终末环节，并且是细胞死亡最终形态学变化的潜在介导者。

（4）缺氧的损伤

细胞缺氧会导致线粒体氧化磷酸化受抑，ATP 形成减少，细胞膜钠-钾泵、钙泵功能低下，细胞质内蛋白质合成和脂肪运出障碍，无氧糖酵解增强，造成细胞酸中毒，溶酶体膜破裂，DNA 链受损。缺氧还使活性氧类物质增多，引起脂质崩解和细胞骨架破坏。轻度短暂缺氧可使细胞水肿和脂肪变性，重度持续缺氧可引发细胞坏死。在一些情况下，缺血后血流的恢复会引起存活组织的过氧化，反而加剧组织损伤，称为缺血再灌注损伤。

（5）化学性损伤

许多化学物质包括药物都可造成细胞损伤。化学性损伤可分为全身性或局部性两种类型，前者如氯化物中毒，后者如接触强酸、强碱对皮肤黏膜的直接损伤。一些化学物质的作用还有器官特异性，如 CCl_4 引起的肝损伤。化学性损伤的途径有：①化学物质本身具有直接细胞毒作用。例如，氰化物能迅速封闭线粒体的细胞色素 c 氧化酶系统而致猝死；氯化汞中毒时，汞与细胞膜含硫蛋白结合而损害 ATP 酶依赖性膜转运功能；化学性抗肿瘤药物和抗生素也可通过类似的直接作用伤及细胞。②代谢产物对靶细胞的细胞毒作用。肝、肾、骨髓、心肌常是毒性代谢产物的靶器官，如 CCl_4 本身并无活性，但其在肝细胞被转化为毒性自由基· CCl_3 后，便可引起滑面内质网肿胀，脂肪代谢障碍。③诱发过敏反应等免疫损伤，如青霉素引发 I 型变态反应。④诱发 DNA 损伤。化学物质和药物的剂量、作用时间影响化学性损伤的程度；吸收蓄积和代谢排出的部位影响化学性损伤的部位；代谢速率的个体差异等影响化学性损伤的速度。

（6）遗传变异

化学物质和药物、病毒、射线等均可损伤核内 DNA，诱发基因突变和染色体畸变，使细胞发生遗传变异（genetic variation）。通过引起以下变化，使细胞因缺乏生命必需的代谢机制而发生死亡：①结构蛋白合成低下，细胞缺乏生命必需的蛋白质；②阻止重要功能细胞核分裂；③合成异常生长调节蛋白；④引发先天性或后天性酶合成障碍等。

2. 防护

不是所有的疾病症状都对人体有害。

咳嗽其实是在排出体内的垃圾。我们体内的肺泡是气体交换的重要场所，当肺泡的薄膜布满了灰尘和污物时，我们的身体就会做出保护性反应，通过咳嗽来震动肺部，使停留在肺泡薄膜上的灰尘和污物脱离。在我们的呼吸道黏膜表面，有许多纤毛（通过肉眼我们是看不到它们的），这时，这些纤毛就会发挥它们的作用，把"垃圾"运送到咽喉，然后排出体外。

打喷嚏是排出身体内部的异物。打喷嚏，相信我们每个人都经历过，其实打喷嚏是好事，不要抑制它，它是一种呼吸道排斥异物的行为，也是一种人体自我防御和保护行为。当我们感冒的时候，通常会通过打喷嚏来排出一部分体内的细菌和病毒，随着感冒症状的好转，打喷嚏的现象也会逐渐消失。

打喷嚏的益处：在日常生活中，偶尔打喷嚏还有益于人体健康，可以将体内的一部分病菌释放出来。有些人因为各种原因会把喷嚏憋回去，这样不仅会把喷嚏中的细菌吞回体内，给健康埋下隐患，还容易使咽部的细菌由咽鼓管进入中耳鼓室，从而引发急性中耳炎。而且人在打喷嚏时，上呼吸道会产生强大的压力，如果口鼻都被捂住，不能得到缓解的压力会通过咽鼓管作用于鼓膜，严重时还可能造成鼓膜穿孔。因此，为了身体健康，我们一定要痛痛快快地把喷嚏打出来。但是打喷嚏时也不能太剧烈，否则会使血压突然反弹性增高，甚至使颅内压增高，引起脑血管破裂，进而导致颅内出血；胸腔内的压力也会从高压突然转成低压，易诱发心脏病或脑栓塞。

另外，吃完羊肉串拉肚子未必是坏事。有的人吃完不干净的羊肉串会拉肚子，有的人却平安无事，这两种情况到底哪种是健康的、是好现象呢？一般人可能认为是不拉肚子的人身体好，其实事实恰恰相反。当我们吃了不干净的食物后，在肠道消化这些食物的时候，机体为保护自身，可以通过分泌水分和加快肠道蠕动来排出它认为不好的肠内容物，就会促使肠道通过产生收缩、分泌液体等一系列保护措施，促进腐败的食物排出体外，这就会导致腹泻，也就是俗称的"拉肚子"。因此，在吃完不干净的羊肉串后腹泻，说明肠胃是正常的，在吃进不干净的食物后，身体马上就可以采取保护措施把它们排出去。如果身体的内部环境比那些不干净的食物还要"脏"，当然就不可能出现腹泻的症状，所以说没有腹泻的人，他的肠胃反而可能不好。

身体出现不是很严重的异常反应的时候，不一定急着去找医生或吃药，而要给身体一个自愈的过程和机会，调动身体的能量将细菌排出体外，还没有副作用。人类吃五谷杂粮，生病是很正常的，是身体对异常状况做出的反应，这个时候，就需要我们积极地给予配合调理，生病的根源是每况愈下的身体状况。身体免疫力的降低，自愈功能的缺失以及各系统功能的紊乱，这些都是身体出现重大疾病的原因。

大自然似乎倾向于在自然界保持某种制衡，任何企图消灭这种制衡的做法最终都会徒劳无功。人类那种企图在自然界唯我独尊、为所欲为、纵情享乐的做法，最终可能危及自身的生存。大自然把性的快乐赋予人类，我相信是大自然对人类繁衍后代给予的奖赏。当高智慧的人学会把性与生育分开，单纯把它当作享乐工具的时候，随之而来的就是艾滋病及性病的流行；当人类百无禁忌，为一饱口福，吃遍天下无敌手的时候，就是疾病开始流行的时候。

由病毒、病菌引起的疾病只是人类疾病当中的一部分。由于衰老的作用，人像机器一样，时间长了会出毛病。当然这种毛病的产生与不良的生活方式及生活习惯也息息相关，就像一台机器保养不佳，寿命自然就短。但我们即使保养得好，对绝大多数人而言，出毛病也是早晚的事，不管你多么注意生活细节。这就像绝大多数人的去世似乎总是某种疾病导致，其实疾病只是人老去的一种方式。衰老与死亡是包括人在内的一切生命体的宿命。

一切生物都难免得这样那样的疾病，但有一类病算是人类的专利，这就是精神疾病。人所具有的自我意识，人欲望的无限性与资源的有限性，人对过去的记忆和对未来的想象等，都可能是引起人精神疾病的重要因素。

人得病是不幸的，特别是那些遗传性疾病患者，因为他们比别的患者更显得无辜。没有哪个人愿意得病，但得病的时候多是没有征兆的，令人防不胜防。有句话叫"病从口入"，所以为了防病，一位叫叔本华的德国哲学家无论走到哪儿，都随身带着一只专供自己喝水的杯子。人需要对疾病保持某种程度的警戒及预防，但也要有一份顺其自然的心态，否则会很累。更重要的是，我们可能无法改变得病的事实，却可以改变对得病的态度。安德鲁·韦尔认为，把疾病当作一份礼物，学会把疾病看作让你成长的礼物，可能会启动康复系统。

癌细胞不是人体的敌人。癌细胞不是变异，而是人体能力不够时生产的残次品，当人体能力恢复时，人体会生产巨噬细胞清理这些不合格的产品，重新生产正常的细胞来修复被破坏的组织。癌细胞虽然是残次品，但它对人体是有帮助的，就像穷苦的人，衣服撕破了，他没有同色系的布和线来补他的衣服，只能有什么补什么上去，虽然不好看，但能穿。人体的组织遭细菌、病毒破坏后，残次品的癌细胞修复了组织，使人体不会因为失血而死亡，它是人体无可奈何下的产物，对人体是做出贡献的。

肾素和血管紧张素是使人体血压升高的因素，这是西医界研究的成果。但是当人体血压高的时候，西医检查这些人的血液，并没有明显的肾素、血管紧张素增加的迹象，高血压的原因就变得不明白了。西医讲究的是空间，中医讲究的是时间，肾素和血管紧张素确实是人体为了提升自身的血压而增加的激素。由于人体的血总量不断下降，血管里有了沉淀的垃圾，血管的弹性变差了，不能帮助心脏把血送到四肢送到大脑，血管紧张素可以使血管弹性强化。血总量的下降使人体五脏六腑的功能随之下降。肺气的下降，使肺的布水能力不足，血液就变得黏稠，这是一种渐变。黏稠的血液使心脏不胜负荷，人体用增加肾素来帮助心脏搏动，但这时候你是看不到高血压的，因为这时候人体血管里的血流量是很少的。当人体的总血流量不断提高，血管里的血多了，而肾素与血管紧张素尚未撤除或减少，这时候就会产生高血压。高血压是人体调节过程中看到的一个现象，这个调节是要有条件、要有时间的，但绝对不是一个终身病。

（二）代偿与再生

代偿与再生是疾病损伤过程中机体抗损伤反应和集体自愈力的重要体现。机体器官组织遭受损伤时，受损的组织器官会产生代偿，修补、恢复受损的功能，亦可再生出已损组织的结构，复原受伤器官的功能与结构。

1. 奇妙的代偿功能

代偿是病理学、病理生理学和临床医学常用的词汇。它是指某些器官因疾病受损后，机体调动未受损部分和有关的器官、组织或细胞来替代或补偿其代谢和功能，使体内建立新的平衡的过程。

很久以前，一位外科医生在多年的临床实践中，发现了一连串奇怪的现象：心脏瓣膜堵塞症的患者心脏奇迹般地增大，好像是在努力应付心脏所带来的缺陷；患者由于某个原因摘去了左肾，他的右肾的生命力往往十分强盛。同样的情况也发生在眼睛、肺等手术中。随着科学的进步，大量研究提供了一个又一个的例证来证明人体奇妙的代偿功能：一侧或大部分肾切除后，残余肾组织可出现代偿性肾生长（CRG），表现为肾脏体积增大，重量增加，组织内 RNA、DNA 及蛋白质合成增加和残余肾单位功能亢进。

能导致及影响 CRG 的因素十分庞杂，一般认为包括 4 个方面：神经调节、循环动力影响、超负荷工作和激素调节。特别是激素调节，目前人们越来越意识到它在肾脏代偿性生长中所起到的重要作用。在 20 世纪 50 年代，智利科学家 Braun-Menendez 博士提出一种循环物质控制着肾脏生长，并将其命名为促肾脏生长素（renotropin），之后很多学者进行了一系列研究，探索这种促肾因子的存在及其与代偿性肾生长的关系。大量研究认为，体内存在一种促肾因子，它可能产生于垂体，不同于其他激素，具有对肾脏特异性的兴奋作用，一侧或大部分肾切除患者，健侧留存肾的代偿性增生有重要的临床意义。那么，我们个体生命的"主宰"大脑有没有代偿功能呢？人的大脑共分为左右两侧，中间由一个隔层隔开。左侧大脑控制人的右侧肢体及功能，右侧大脑控制人的左侧肢体及功能，左侧大脑受损，功能已经基本不再发挥作用时，右侧健康的大脑可部分性地替代左侧大脑的功能。当医生切除了左脑后，健康的右脑能通过一定的训练对自身功能重新进行调整，接管一些本该左脑所具备的功能。幼童，特别是 10 岁以下的儿童，大脑具有惊人的重新组织能力。认知和记忆是人类行为的最高形式。研究数据显示，认知控制只是对侧的，而一边基底神经节的一个小损伤却会对大脑两半球和两边身体造成影响。如果摘除了一侧基底神经节，从逻辑上讲一半身体就得了帕金森病。但事实并非如此，一侧的基底神经节能在某种程度上控制两侧身体的运动。研究显示，如果大脑中控制运动、感知和语言的部分由于脑卒中或损伤而失去功能，大脑的其他部分能接管这部分失去的功能，常常也能做到跟原来的功能一样好。

　　一项新的研究显示，记忆力和注意力也存在这种情况。当受损大脑无法像往常那样处理事务但又确实需要时，未受损伤的大脑就会提供帮助。布拉德利·沃伊泰克把电极放在 6 名脑卒中患者和 6 名额叶前皮质功能正常者的头皮上，让每个患者看一系列的图像，以测试他们的视觉工作记忆、短时图形记忆能力，发现把图像显示在受损大脑对侧眼前时，损伤的额叶前皮质没有反应，但同侧未受损的额叶前皮质却在 300～600ms 内有了反应。沃伊泰克说，"脑电波能以亚秒解析度显示出大脑正在执行补偿功能。""这种补偿非常快，在受损一侧无力响应的一秒之内，未受损的一侧就准备好接管它的职责了，"合作者罗伯特·奈特说，"如果你失去了 A，B 就会接管它的工作，这种观点并不新鲜。根据我们的研究，这不是'B 接管了 A'，而是'当需要时，B 将接管 A'。大部分情况下，它和普通大脑组织一样履行自己的职能。只有当大脑损坏部分造成了压力，它才会变成超级驱动器，在不到一秒的时间内做出反应。这是一种变化性很强的神经可塑性。"加拿大滑铁卢大学一个科学家小组称，他们已经开发出迄今为止最接近真实大脑的机能大脑模型。这个利用超级电脑运行的模拟大脑拥有的一个数码眼睛，可以用来进行视觉输入，它的机械臂能绘制出它对视觉输入做出的反应。这个模拟大脑非常先进，它甚至能通过 IQ 测试。这个名为 Spaun 的大脑由 250 万个模拟神经元组成，它能执行 8 种不同类型的任务。这些任务的范围从描摹到计算，再到问题回答和流体推理，可谓五花八门。随后机械臂会描绘出任务输出。该研究成果发表在《科学》杂志上。

　　不只是科学实验，现实生活中也有许多令人惊讶的例子。英国女孩莫特 3 岁时患上了局灶性连续性癫痫，该病侵蚀着她的右脑，引起严重的癫痫和抽搐，医生认为只有切除她的右脑才能预防癫痫发作。9 岁时医生对她的半个大脑进行了手术切除，但这并未影响她追逐梦想。手术后，这个半脑女孩竟然奇迹般康复。莫特做过理疗之后，能跑能跳，只是腿略有点瘸。此外，她还是失去了些许周围视觉。医生知道，切除控制身体左侧的右脑意味着手术后她可能会瘫痪。但是，他们还知道儿童的大脑能自行再连接，控制大脑功能。手术后4周莫特出院回家。她的妈妈对记者说："这绝对是正确的选择。对我们来说，了解她的情况后，我们知道这是我们帮助她的唯一选择，我们愿意承担手术风险，因为她的生活品质已经相当差。"当被问及手术是否给孩子留下副作用时，小莫特自己回答："没有，一点也没有。"当被问及她的梦想是什么，莫特说："我希望长大后能成为一名芭蕾舞演员。"

我们也能见到国内的例子。几年前，刚拿到东南大学建筑系录取通知书的丹阳男孩王亦恺不幸遭遇车祸。他后右半边脑袋几乎全部损坏，智力接近于痴呆，随后他在母爱呵护下重新苏醒。2007年9月，他顶着有两块钛合金"补丁"的聪明脑袋，走进东南大学的校门。东南大学江宁校区有4000亩①大，从教室到宿舍，从食堂到图书馆，中间有不少路程，还有上下楼梯，当年开学之初，很多人不禁担心他能否坚持下来。为了方便王亦恺，学校特意腾出一间宽敞的教师公寓，但因为学校实在太大，教室分布得比较散，每天出门上课还是要走半小时，一走就是4年。王亦恺在4年中，不论刮风下雨，从没缺一堂课，顺利完成30门课程学习，拿到英语四级证书。"听不懂的课就多听一遍啊。"为了听懂高数课，王亦恺上完本班级两节课后，常留在教室内，跟着其他专业的同学把同样的内容再听一遍。毕业临近，在"2011东南大学最有影响力十大毕业生"评选中，当晚共有21名毕业生在第一轮网络评选中脱颖而出，获得到现场拉票推荐自己的机会。王亦恺被安排在倒数第二个出场。和4年前相比，他明显长高了，也变得结实了，当主持人叫到他的名字时，王亦恺利索地站起来，和大家挥了挥手，走上台去。他的左腿仍然有些不便，左手还"不太听话"，从第一排座位走到舞台上，短短一段路，比其他学生多花一倍的时间。但在众人瞩目下，王亦恺抬头挺胸，走得很自信。刚走到舞台中央，他就迫不及待地展开讲稿念了起来："高三暑假遭遇严重车祸的我，在昏迷十个月后幸存下来，严重的脑外伤让我变成一个肢体二级伤残的偏瘫患者，而更大的不幸是严重的脑外伤让我的右侧大脑只残存了四分之一的脑细胞，然而不绝于耳的是东南大学对我的声声'呼唤'……"讲稿才念了个开头，台下已有同学在小声地抽泣，

---

① 1亩≈666.7m²

念到一半，很多同学泪流满面。"半脑奇迹是我留给东大的故事，而我带走的是一张沉甸甸的毕业证书。"当他骄傲地说将带走东南大学的毕业证时，现场掌声雷动。最后，王亦恺以 456 票（共 500 张票）当选"十大最有影响力毕业生"第一名。

　　贝贝是个可爱的小男孩，长得虎头虎脑，除了手术在头部留下的疤痕外，看上去与其他健康孩子并无差别。仔细观察可以发现，贝贝穿衣、写字、拿玩具，用的都是左手，右手则无力地垂在一边。贝贝的母亲介绍，2008 年起，原本健康活泼的贝贝开始手脚发麻，后来竟出现了每天近百次的四肢抽搐，连饭都无法吃。经诊断，贝贝患上了罕见的 RE 脑炎。RE 脑炎即拉斯马森脑炎（Rasmussen encephalitis），是一种好发于 14 个月到 14 岁儿童的慢性、进行性中枢神经系统疾患。临床主要表现为严重的癫痫发作和进行性肢体功能障碍。外科手术是缓解，甚至治愈该类疾患的有效方法。贝贝先后在上海和北京的两家大医院进行了两次手术。第二次手术后，贝贝的症状有所缓解。贝贝的母亲回忆，"由于左侧大脑被切除，孩子的右半身完全瘫痪。手术后，他的首要任务是恢复肢体、语言等功能。"贝贝就医的康复医院康复医学科的主任回忆，贝贝来到医院时，右侧肢体僵直，无法行走、站立，且不能久坐，右手蜷缩成团，无法抓握，语言表达也存在一定障碍。手术使贝贝抽搐的症状消失了，但由于左侧大脑切除，他的右半身瘫痪。值得庆幸的是，儿童，特别是 10 岁以下的儿童，大脑具有惊人的重新组织能力，失去左脑后，健康的右脑通过一定的训练会对自身功能重新进行调整，接管一些本该由左脑具备的功能，所以只有右侧大脑不会给贝贝的相关生理功能造成影响。医院组成了康复治疗小组，让贝贝通过训练逐渐恢复右侧身体功能。当时贝贝的右半身瘫痪和一般的脑卒中、脑梗患者情况类似，甚至还有些严重，如在床尾放一个苹果，贝贝都没有办法从床头爬过去触摸到。医院随后将康复计划进行分解，首先，教贝贝练习如何像初生的婴儿般在床上自主翻身、爬行。其次，教他如何跪行、站立。在训练的过程中，由于掌握平衡比较难，康复师就把贝贝放在康复设备上，借助仪器寻找平衡感，然后再到地上练习。最后一步是学习独立行走。在所有的康复过程中，最困难的是独立行走，每次都是一小步一小步在挪，甚至半天过去了，才走出一两米。整个疗程持续了几个月。另外，在康复锻炼的同时，医院也同时教孩子用左手写字，在一本练字、绘画的本子上，布满了贝贝描摹的笔画、数字，还有充满童趣的涂鸦，这一切都是贝贝用左手绘制的。康复医学认为，治疗和康复不是一个概念。治疗是针对疾病的痊愈或趋于好转，而康复是针对功能恢复，让患者能够生活自理。现在很多人都"重药物治疗，轻康复训练"，很多患者在急性期治疗后，在家中长期卧床，被动等待后形成了严重的"废用状态"，错失了康复良机。经过半年的锻炼，贝贝出院后在家中坚持康复训练，并有望进入校园接受正规教育。对于一个失去左侧大脑的孩子来说，能够走入校园无疑是迈开了最坚实的第一步。以上的实例说明了大脑的代偿功能真是无比奇妙。而这种奇妙的代偿功能要靠人自己去主动开发。这种主动开发的动力则是自己在困难、逆境、挫折面前永不放弃、永不言败的勇气和坚强的意志。一位医生一直从事人体的代偿功能的研究，并从病理学范围扩展到心理学方面。他对一所美术学院的学生进行了调查，发现其中70%视力不好。这种现象曾让医生困惑不解。但他在研究贝多芬生平的过程中，终于发现了其中的奥妙。贝多芬的听觉从小就存在问题，20岁开始影响正常生活，28岁已聋得十分厉害。但他从小就喜欢上了音乐，创作力最为辉煌的时期，也是他的听觉慢慢丧失的时候。听觉全部丧失的时候，他接连写出了《英雄交响曲》《月光奏鸣曲》《第五交响曲》……这位医生经过研究认为，一个人一旦身体上有缺陷，必然会产生一种弥补的机能与心理。如果一个人在幼时就发现了自己的弱点，只要没有被弱点彻底击溃，那么这些弱点很可能会改变一个人的人生，使其达到别人无法达到的高度。中国古代的伟大思想家老子说过，"祸兮福之所倚，福兮祸之所伏。"在人生的道路上，面对现实，坚强乐观，机体强大的代偿功能会帮助你克服身体上的不适，使你在人生的道路上走得更远。

2. 顽强的细胞再生

组织和细胞损伤后，周围存活的细胞进行增殖，以细胞的再生为基础，对缺损部分在结构和功能上进行恢复。生命过程中，生理情况下，机体经常有某些细胞死亡，又被同类细胞增生代替，例如，血液中的红细胞平均寿命为120天，每天都有一定数量的红细胞进行更新；又如表皮脱落由基底细胞增生、补充；月经期子宫内膜脱落后又被新生内膜代替；等等。这些属于生理性再生。病理性再生有完全性再生和不完全性再生之分：如组织受损很轻，则死亡细胞由同类细胞再生补充，完全恢复原有的结构和功能，实现完全性再生；如组织受损严重，缺损过大，或再生能力弱的细胞死亡，则由新生的结缔组织（肉芽组织）再生、修补，常常不能恢复原有的结构和功能，最后形成瘢痕，出现不完全性再生。例如，心肌细胞损毁后均由纤维结缔组织代替，很难恢复原有的结构和收缩功能。损伤细胞能否完全再生除了取决于该细胞的再生能力外，还依赖于局部损伤的程度和范围。大范围细胞坏死后，不仅在数量上难以用同类细胞代替，而且坏死后留下的间质支架也往往塌陷，再生的同类细胞无法在结构上保持原样，也就难以实现功能的恢复。我们常常听到"创伤愈合"这个名词。因外力作用引起的组织缺损或断离，通过细胞再生进行修复的过程称为创伤愈合。在创伤第 1 天内的急性炎症期，伤口出血，同时伤口周围很快出现不同程度的炎症，渗出物和血凝块充满缺口，起临时填充和保护作用。如果无感染，2～3 天炎症逐渐消退。细胞增生期上皮组织修复可经历上皮移动、细胞增生和上皮分化 3 个阶段。经过细胞增生期，创口已初步愈合，此时肉芽组织中的成纤维细胞大量合成、分泌原胶原蛋白，在细胞外形成胶原纤维，成纤维细胞逐渐转变为纤维细胞。随着胶原纤维大量增加，毛细血管和纤维细胞也减少，肉芽组织变为致密的瘢痕组织。我们的机体就是通过如此精密的自我调节、自我修复机制，尽最大努力保证生命的正常运转。再生是生物界在长期进化过程中获得的自我防御机制，低等动物比高等动物再生力强；结构、功能上分化低的，平时易受损伤的，生理过程中经常更新的组织，再生能力强。人类由于自身活动过程中的防御能力较强，再生能力较其他动物弱，发生较大范围的损伤时，一般均为不完全性再生。

再生力强的细胞见于表皮细胞，呼吸道、消化管和泌尿生殖器的黏膜被覆上皮，淋巴细胞、造血细胞等。这类平时进行生理性再生的细胞每时每刻都在衰老与新生，损伤后也具有强大的再生能力。有潜在较强再生力的细胞见于各种腺器官的实质细胞，如肝、胰、内分泌腺、汗腺、皮脂腺及肾小管上皮细胞等。这类细胞在正常情况下不表现出再生能力，但受损伤破坏时，也具有较强的再生能力。属于此类的细胞还有成纤维细胞、血管内皮细胞、骨膜细胞和结缔组织中的原始间叶细胞，后者可向各种间叶成分的细胞分化，如骨、软骨、脂肪、成纤维细胞等。再生力微弱或无再生力的细胞中，中枢神经细胞和神经节细胞不能再生，遭损坏后由神经胶质瘢痕补充；神经细胞的轴索受损，在神经细胞存活的情况下可以再生，但再生的轴索有时杂乱无章，常与增生的结缔组织一起卷曲成团，形成所谓创伤性神经瘤，可发生顽固性疼痛。心肌细胞再生能力极弱，在修复中几乎无作用，损毁后均由纤维结缔组织代替。平滑肌和横纹肌虽然有微弱的再生能力，但当细胞损伤后，一般也由纤维结缔组织代替，而纤维结缔组织并不具有肌细胞的收缩功能。神经细胞是否能再生？成年人的大脑是否可以生成新神经元？长期以来一直存在争议。2013 年 6 月 6 日，国际顶级期刊 *Cell* 发表的一项研究显示，成年人大脑的海马体中的确生成了许多新神经元，海马体是关键的记忆和学习区域。这项研究巧妙利用了半个多世纪前的地表核试验，在检测人体内 ^{14}C 含量的基础上，分析神经元的产生时间。研究显示，人类的海马体中每天都会产生新的神经元，而这些神经元很可能涉及重要的认知功能。瑞典卡罗林斯卡学院的 Jonas Frisén 教授说，"许多人一直认为，大脑中的神经元数量是我们与生俱来的，出生后人类就不会再获得新神经元了，而我们首次提出证据说明，在人的一生中海马体区域都存在着神经元生成过程，这些新生神经元很可能有助于人类的大脑功能"。由于技术限制，迄今为止人们都没能对人类神经元生成进行定量分析。为了解决这一问题，Frisén 及其团队开发了一个新方法来记录神经元的产生。50 多年前人类进行的地表核试验，导致空气中 ^{14}C 水平升高，这是一种非放射性的碳。而 1963 年《部分禁止核试验条约》问世以来，空气中的 ^{14}C 水平以特定速率逐渐下降。人们在食用植物或动物产品时，也同时吸收了正常碳和 ^{14}C，两者的比例对应它们在空气中的组成。因此，每当大脑生成新神经元时，DNA 就记录了当时 ^{14}C 在空气中的浓度。在此基础上，研究人员就可以通过 ^{14}C 测定来确定神经元生成的时间，这与考古学家常用的方法类似。研究人员对一些死者的海马体神经元进行研究，测定了神经元 DNA 中的 ^{14}C 浓度。他们发现，这些细胞有超过 1/3 会在人的一生中定期更新。研究显示，人类成年阶段，每天约增加 1400 个新神经元，这一速度会随着年龄增长稍有降低。研究人员指出，成年人海马体的神经元生成程度与成年小鼠相近。从小鼠研究来看，神经元生成可能对人类认知和精神疾病也有重要作用。研究还发现，对与海马体神经元生成减少有关的神经递质进行抑制，将有助于开发出新的更有效的抗抑郁药物。

（三）发热与发炎

俗话说，"人吃五谷杂粮，哪有不生病的"。发热感冒、气管炎、肺炎、头痛、腿痛，这些都是常见病、多发病。在这些常见病、多发病中，往往包含着一些常见的病理过程。这些病理过程是医学院学生的必修课。对于普通民众来说，了解这些知识对于我们配合医生治疗、防病治病都大有好处。

1. 发热：身体的全身性防御反应

（1）为什么会发热？

发热即我们常说的"发烧"。发热是疾病的一个标志，发热本身不是疾病，而是一种症状。什么是"症状"？它指的是在疾病过程中人体内的一系列机能、代谢和形态结构异常变化所引起的患者主观上的异常感觉。在人体大脑内的下丘脑有一个温度调节中枢负责身体的温度调节。导致发热的物质称为"热原"（pyrogen），主要分为外源性和内源性两类。外源性热原是侵入人体的细菌、病毒等产生的毒素，其直接刺激身体的温度调节中枢，引起体温升高，可见于败血症。内源性热原是人体为了抵抗感染，巨噬细胞、白细胞等与入侵生物作用，产生的复合体或代谢产物。这种复合体或代谢产物目前被认为是白细胞介素-1（interleukin-1，IL-1），一种内源性的刺激发热的热原。常见的来自体外的外致热原有细菌、病毒、真菌、螺旋体、疟原虫等；来自体内的热原有抗原抗体复合物、类固醇等。内源性热原（endogenous pyrogen，EP）来自体内的产EP细胞，其种类主要有IL-1、肿瘤坏死因子（TNF）、干扰素（IFN）、IL-6等。EP作用于位于下丘脑的体温调节中枢，致使正、负调节介质产生。后者可引起调定点的改变并最终导致发热的产生。发热是指由身体内部原因导致体温高于正常水平的现象。热原的作用使体温调定点上移，导致身体产热、散热失衡而引起调节性体温升高（超过0.5℃），腋窝体温超过37.4℃可定为发热。最常见的发热是感染所致的体温升高（包括各种细菌感染、病毒感染、支原体感染等），其次是结缔组织病（即胶原病、恶性肿瘤等）所致的体温升高。不明原因发热（FUO）的病因诊断是一个世界性难题，有近10%的FUO病例始终不能明确病因。

（2）发热的利与弊

发热实际上是体内抵抗感染的机制之一，对人体有利也有害。其利表现在发热可缩短疾病时间，增强抗生素的效果，使感染较不具传染性。这些益处应可以抵消发热时所经历的不适。发热时人体免疫功能明显增强，这有利于清除病原体和促进疾病的痊愈。发热时体温升高，升高的体温不是很多病原体生长的最适温度。病原体的生长速度降低了，也就减少了机体面对的病原体数量。同时，发热引起的高温还会使病毒的酶或毒素失活，发热也加快体内化学反应速度来提高免疫反应水平。免疫系统加快攻击病原体，也就缩短了感染的过程。

从主观上来说，发热会使患者觉得浑身无力，在这种情况下，患者很可能会去休息，防止机体受到进一步损害，同时也积攒更多的体能来对付感染。体温不太高时不必用退热药。但既然出现发热，就要尽可能减少不适感，在多饮水、保证排尿排便等的同时，保持体温在 37.5～38.5℃，促进儿童免疫系统成熟。千万不要将体温降至过低。在孩子发热期间，要认真为孩子测量体温，密切监测体温的高低及其变化，出现高热时（超过 38.5℃）再给予退热药物。同时仔细观察孩子的脸色是否苍白，呼吸是否增快，有无恶心、呕吐、腹泻，有无神志的改变，以及有无惊厥的发生。若出现上述情况，就要立即送到医院诊治。

发热当然也会损害人体健康，如体温超过 40℃（小儿超过 39℃）则可能引起昏迷，甚至导致严重的后遗症，故应及时应用退热药及镇静药（特别是小儿患者）。具体来讲，高热持续过久，会造成人体内各器官、组织的调节功能失常。高热会使大脑皮层处于过度兴奋或高度抑制状态，其中婴幼儿表现更为突出。大脑皮层过度兴奋导致患者烦躁不安、头痛甚至惊厥；大脑皮层高度抑制表现为谵语、昏睡、昏迷等。持续高热也影响人体消化功能，使胃肠道运动缓慢，患者可有食欲缺乏、腹胀、便秘，或者胃肠道运动增强，表现为腹泻甚至脱水。高热不退使人体对食入的各种营养物质的代谢增强、增快，加大了机体对氧的消耗，增加人体内器官的"工作量"，最终导致人体防御疾病的能力下降，增加了继发其他感染的危险。用冷敷帮助高热患者降低体温，尤其是头部的体温，对保护患者神经系统的功能十分重要。

2. 发炎：身体的局部性防御反应

发炎在我们日常生活中太常见了：小到身体的某个部位长了疖子，大到气管炎、肺炎、阑尾炎。发炎在医学上称为"炎症"，是机体针对致炎因子的损伤所产生的一种以防御反应为主的基本病理过程，是极为常见而又十分重要的一种病理过程。

（1）炎症的原因

炎症可以是由感染引起的感染性炎症，也可以是不由感染引起的非感染性炎症。由生物病原体引起的炎症称为感染性炎症，如细菌、病毒、立克次氏体、支原体、真菌、螺旋体和寄生虫等生物性因子为感染性炎症最常见的原因。高温、低温、放射性物质及紫外线和机械损伤等物理性因子，强酸、强碱及松节油、芥子气等外源性化学物质和坏死组织的分解产物，某些病理条件下堆积于体内的代谢产物等内源性毒性物质，金属、木材碎屑、尘埃颗粒、手术缝合线等进入人体的异物，均可不同程度地引起非感染性（无菌性）炎症。机体免疫反应状态不适当或过度的免疫反应可致变态反应性炎症。任何能够引起组织损伤的因素我们都统称为致炎因子。致炎因子的作用机制、能否引起炎症及炎症反应的强弱，一方面与致炎因子的性质、数量、强度和作用时间等有关，另一方面与机体的防御机能状态及对致炎因子的敏感性有密切关系。

（2）炎症的过程

炎症的主要表现为局部组织发生变质（变性、坏死）、渗出（血管反应、液体和细胞渗出）和增生改变，临床上有红、肿、热、痛和功能障碍，而全身则常伴有不同程度的发热、白细胞增多、代谢增强等。炎症局部组织所发生的变性和坏死称为变质（alteration），其既可发生于实质细胞，也可见于间质细胞。实质细胞指的是一个器官内，承担该器官功能的细胞，如肝细胞为实质细胞；间质细胞是辅助实质细胞完成器官功能的细胞，如肝小叶间的纤维细胞就是间质细胞，起支持作用。实质细胞发生的变质常表现为细胞水肿、脂肪变性、细胞凝固性坏死及液化性坏死等。间质发生的变质常表现为黏液样变性、结缔组织玻璃样变性及纤维样坏死等。炎症局部组织血管内的液体和细胞成分通过血管壁进入组织间质、体腔、黏膜表面及体表的过程称为渗出（exudation）。所渗出的渗出物或渗出液内含有较高含量的蛋白质和较多的细胞成分，以及它们的崩解产物，在炎症反应中具有重要的防御作用，对消除病原因子和有害物质起着积极作用。炎症局部细胞的再生和增殖称为增生（proliferation），其为一种重要的防御反应，可限制炎症的扩散和弥漫，使受损组织得以再生修复。炎症初期，增生的巨噬细胞具有吞噬病原体和清除组织崩解产物的作用；炎症后期，增生的成纤维细胞和血管内皮细胞共同构成肉芽组织，有助于炎症局限化和最后形成瘢痕组织而修复。但过度的组织增生又对机体不利，使原有的实质细胞遭受损害而影响器官功能。炎症过程中，以血管系统为中心的一系列局部反应相对局限，并消除损伤因子，同时也促进受损组织的愈合。液体的渗出可稀释毒素，吞噬、搬运坏死组织以利于再生和修复，使致病因子局限在炎症部位而不蔓延全身，同时通过实质和间质细胞的再生使受损的组织得以修复和愈合。

任何炎症的局部都有变质、渗出和增生三种改变，这三者既有区别，又互相联系、互相影响，组成一个复杂的炎症过程，既有致炎因子对机体的损伤作用，同时又有机体的抗损伤反应。损伤与抗损伤反应的对立统一贯穿于炎症过程的始终，而且往往以抗损伤反应为主，故炎症本质上是一种以防御为主的病理过程。炎症过程中的变质属于损伤性改变，而渗出和增生属于抗损伤反应，但这种区分不是绝对的，在一定条件下，损伤能促使抗损伤过程出现，损伤和抗损伤过程可以互相转化。变质虽然属于损伤性改变，但变质过程中的坏死崩解产物又可促进渗出和增生等抗损伤反应的出现；渗出虽然属于抗损伤反应，但渗出反应如果过分剧烈，渗出的液体或纤维素过多，则可引起器官组织的功能障碍。增生改变，特别是成纤维细胞和血管内皮细胞的增生，可形成肉芽组织，参与炎症的修复过程，但若增生过度，则形成大量瘢痕而影响器官的正常结构和功能。

（3）炎症的利与弊

通常情况下，炎症对机体是有益的，是人体的自动防御反应，是以防御为主的天然的局部反应。可以设想，如果没有炎症反应，细菌感染将难以控制，损伤将永远不能愈合。炎症时局部发生的一系列变化，有利于限制炎症感染范围、消灭致炎因子和清除坏死组织，促进局部修复。在多数情况下，由于机体抵抗力较强或经过适当的治疗，病原微生物被消灭，炎区坏死组织及渗出物被溶解吸收，通过周围健康细胞的再生修复，最后完全恢复其正常的结构和功能，达到痊愈。但是，并不是所有炎症对机体都是有利的，有时炎症也会给机体带来危害。例如，某些炎症又是一些疾病的发病基础，脑、心脏等特殊部位或器官发生炎症可造成严重后果，严重剧烈的变态反应性炎症甚至可以威胁生命。有些炎症发生时，机体抵抗力低下或治疗不彻底，致炎因子持续或反复作用于机体，则炎症迁延不愈，急性炎症转化为慢性炎症。少数情况下，由于机体抵抗力低下，病原微生物数量大、毒力强，以致不能有效地控制感染时，病原体即可在局部大量繁殖，向周围组织蔓延扩散或经淋巴管、血管扩散而引起菌血症、毒血症、败血症或脓毒血症等严重后果。总之，炎症虽然是一种以防御为主的病理过程，但也可给机体带来损害和痛苦，甚至威胁患者的生命。因此，既要积极预防炎症性疾病的发生和发展，又要运用病理学知识，正确认识和区别损伤与抗损伤反应及其转化规律，听从医务人员的医嘱及医疗措施，增强机体的防御功能，消除致炎因子，减少组织损伤，促进病变愈复。

（四）致痛与抑痛

汉语的"疼"是指余痛；"痛"是指患者身体内部的伤害性感觉。现代医学所谓的疼痛（pain），是一种复杂的生理心理活动，是临床上最常见的症状之一。痛觉可作为机体受到伤害的一种警告，引起机体一系列防御性保护反应。但另一方面，疼痛作为警报也有其局限性（如癌症等出现疼痛时，已为时太晚）。而某些长期的剧烈疼痛，对机体已成为一种难以忍受的折磨。因此，镇痛是医务工作者面临的重要任务。

1. 致痛病因与机制

（1）疼痛的诊断

疼痛是一种复杂的生理、心理活动，是临床上最常见的症状之一。它包括伤害性刺激作用于机体所引起的痛感觉，以及机体对伤害性刺激的痛反应［躯体运动性反应和（或）内脏植物性反应，常伴随有强烈的情绪色彩］。身体可承受的最低疼痛体验称为痛阈，痛阈的大小因年龄、性别、职业、不同个体及测定部位的不同而不同。疼痛是一种个人的主观感受。这种感受受到文化背景、对疼痛的了解及注意程度以及其他各种心理变量的影响。我们常常听到这样的例子：战士在激烈的战场上身体某个部位受伤而自己却浑然不觉，但战斗结束后才感到了疼痛。由此可见，大脑对其他事物的紧张程度、对伤口本身的注意程度在相当大的程度上影响了主观对疼痛的感觉。没有任何一种神经生理学或神经化学的变化，可以作为判断疼痛有无或强弱的特异指征。疼痛的诊断在很大程度上依靠患者的主诉。在美国，医生对疼痛严重程度的判断和测量包括听取患者的口头陈述，包括让患者根据数字自评量表（numeric self-rating scale）对自己的疼痛轻重程度进行自评，以及对其进行行为观察评价（behavioral observation scale）和对患者进行生理反应的测试。例如，对一个肩关节疼痛患者，医生会先询问他的病史及现在的症状，然后问："如果把疼痛的程度由轻到重从1到10划分，你认为自己疼痛的程度是几？"在行为观察评价方面，可能会问他或让他填表回答问题，如"能否自己用患有肩痛的胳膊梳头？""淋浴时能否用双手持毛巾擦后背？"等一系列问题，最后则做一系列的体格检查，包括测试生理反应，检查患有肩痛的胳膊是否能做上举、平伸、触及后背等动作。至此，医生对肩痛的原因、具体部位已大致明了，根据自己的初步诊断再做血液、X射线或核磁共振等进一步检查。最后，根据结果给出最终诊断和治疗方案。

（2）疼痛的产生

疼痛通常由伤害性刺激引起，是伴有不愉快情绪体验的一种感觉。导致组织损伤的伤害性刺激包括刀割、棒击等机械性刺激，电流、高温和强酸、强碱等物理化学因素，组织细胞发炎或损伤时释放入细胞外液中的钾离子、5-羟色胺、乙酰胆碱、缓激肽、组胺等生物活性物质。受损局部前列腺素可极大地加强这些物理、化学性伤害刺激的致痛作用，而能抑制前列腺素合成的药物，如阿司匹林，则具有止痛作用。

内脏疾病刺激由内脏感受器接受，由交感神经纤维传入，经交感总干交通支进入脊神经后根及脊髓后角感觉细胞，相应该节段的皮肤出现疼痛，亦即疼痛部位不在痛源处而在距离真实痛源相当远的体表区域，这种疼痛称为牵涉痛，如心绞痛的疼痛常发散到左肩、臂和腕。截肢患者，甚至是先天缺肢畸形的患者仍可感到自己不复存在的或根本未曾有过的肢体的疼痛，这称为幻肢痛。极度抑郁的人，以及某些精神分裂症或癫痫症患者的疼痛可能是其幻觉症状之一。

全身皮肤和有关组织中分化程度最低的游离神经末梢作为伤害性感受器，将各种能量形式的伤害性刺激转换成一定编码形式的神经冲动，沿着慢传导的直径较小的有髓鞘传入神经纤维和最细的无髓鞘传入神经纤维，经背根神经节传到脊髓后角或三叉神经脊束核中的有关神经元，再经由对侧的腹外侧索传至较高级的疼痛中枢——丘脑、其他脑区以及大脑皮质，引起疼痛的感觉和反应。与此同时，快传导的直径较粗的传入神经纤维所传导的触、压等非痛信息已先期到达中枢神经系统的有关脑区，并与细纤维传导的痛信息发生相互作用。

疼痛是象征危险的信号，促使人们紧急行动，避险去害。在医学上，一方面，疼痛是最常见的症状之一，疼痛的位置常指示病灶所在，而疼痛的性质间接说明病理过程的类型。另一方面，在不影响对病情的观察的条件下，医生有责任帮助患者消除疼痛。因而无论是麻醉止痛还是一般镇痛措施，都是医学研究的一个重要课题。

2. 抑痛与镇痛

1965 年出现疼痛的闸门控制学说，认为脊髓后角胶状质中的某些神经细胞对痛信息的传递具有闸门作用，控制着痛信息的内向传递，其本身也受周围神经粗、细传入纤维活动和高级中枢下行控制作用的影响。其中粗、细纤维传入活动的力量对比制约着闸门的启闭：细纤维的传入冲动使闸门开放，将痛信息内传；粗纤维的传入冲动使闸门关闭，中断痛信息的传递，同时激活脑部高级中枢，通过下行控制系统控制闸门的活动。因而，任何使细纤维活动增强和（或）粗纤维活动减弱的因素均可招致疼痛。1970 年，人们又进一步发现轻度电刺激中脑导水管周围灰质或向该处注射微量吗啡，可引起极明显的镇痛效果，并据此提出内源性疼痛抑制系统的概念。接着又发现导水管周围灰质中的神经细胞含有丰富的脑啡肽受体，其周围存在大量的脑啡肽。内源性的脑啡肽以及外源性的吗啡之所以具有强大的镇痛作用，其原因即在于这些物质能与神经细胞上的阿片受体结合。除脑啡肽、内啡肽、强啡肽等内源性多肽及其受体外，5-羟色胺等神经递质及其相应的受体也参与下行控制或内源性疼痛抑制系统。疼痛是通常由伤害性刺激引起、伴有不愉快情绪体验的一种感觉。刺激可来自外界而作用于体表，如外物打击或极端温度的接触，这种感觉定位准确，通过游离神经末梢经特定神经通路上传至脑部。刺激也可起自体内，经内脏神经的传入部分上传，其定位较模糊。在成人，疼痛还常由心理原因引起，而无明显、直接的物质原因。一般说，疼痛易受注意、暗示和期待等心情的影响；一个人的既往经历和当时的情境均给疼痛带来很大变异。

根据任何减弱细纤维传入和（或）加强粗纤维传入的措施均有助于治疗或缓解疼痛，可用传统的局麻药封闭或阻断传入通路的细纤维活动来缓解疼痛。此外，推拿、按摩、热疗、电疗等物理疗法也可缓解疼痛。针灸和轻度电刺激神经等疗法，在疼痛特别是慢性痛治疗上已被广泛应用。药物治疗中，除能抑制前列腺素合成的非麻醉性镇痛药（如阿司匹林）和与阿片受体结合的麻醉性镇痛药（如吗啡）等常用于止痛外，一些非固醇类抗炎药也已开始应用。参与下行抑制通路的 5-羟色胺、去甲肾上腺素及某些多肽等的发现，也为疼痛控制提供了新的应用前景。基于心理因素在疼痛产生与防治上的影响，安慰剂、催眠、暗示、松弛训练和生物反馈等加强正性情绪活动的心理疗法，以及其他任何增强信心和减轻恐惧的药物或处理，均有助于缓解或减轻疼痛。甚至分娩的喜悦、注意力的集中、激烈的战斗，以及某些特殊的仪式，均可在一定程度上缓解疼痛的感觉和痛苦。在一些不得已的情况下，采用的永久性破坏或中断疼痛上行解剖通路的外科手术疗法，很难达到长时间缓解疼痛的目的。外科医生因而逐渐倾向于非损伤治疗，用仪器对内源性疼痛抑制系统的有关部位（如粗纤维在其中上行的脊髓后索）进行电刺激。这种刺激疗法可产生令人鼓舞的效果。

对于四肢、头部、心脏等部位和器官，只有疼痛的时候，我们才会强烈地意识到它们的存在，在平时，我们忽略了它们的健康及其带来的便利，以为本来如此，应该如此。只有在疼痛时，我们才去重视、去呵护，或去治疗。所以，疼痛不是生命的否证，而是证实生命存在的方式之一。

疼痛还是智慧的，它让人们知道生命不是无限的，进而让人思考生命的价值和人生的意义。人的肉体如果没有痛感是危险的，它意味着机体对伤害警觉和自卫意识的丧失，人承受疼痛能力的下降也意味着生命活力的下降。

疼痛也绝不仅仅只是一种感觉，它所包含的情感和认知成分与其感觉成分同等重要。不疼者不知疼者之疼，而疼者最易推己及人，体验感知疼者之疼，并生同情心。一个人是通过感知别人的疼痛，从而懂得关爱他人。

由于疼痛对身体健康具有防御和保护意义，并非一切疼痛都是严重疾病的后果，因此并非所有疼痛均须止痛。对于如果消除疼痛，疾病确诊便会产生疑问的病例，在确诊前不应轻率地使用镇痛药。为了解除长期迁延的慢性痛的痛苦，患者也宜首先建立战胜疼痛的信心，学会在疼痛和痛苦存在的情况下进行正常生活乃至维持工作，必要时配合适当的休息和物理疗法。体表结构的浅表性疼痛，一般用非麻醉性止痛药即可缓解。躯体深部痛以及内脏痛常需使用成瘾性较弱的人工合成镇痛药，如哌替啶。晚期癌症所致的顽痛常不得不求助于止痛作用最强的吗啡，此时不必顾及其成瘾性，必要时亦可采用止痛性外科手术。对于精神紧张或心理因素较强的疼痛患者，可应用镇静药和配合进行心理疗法。

（五）氧疗与低氧适应

1. 氧疗

氧疗/吸氧，是通过给氧，提高人体动脉血氧分压（PaO_2）和动脉血氧饱和度（SaO_2），增加动脉血氧含量（CaO_2），确保对组织的氧供应，达到纠正各种原因造成的缺氧状态的目的，从而促进组织的新陈代谢，维持机体生命活动的一种治疗方法。一直以来，缺氧所引起的机体的一系列变化及其机制是一个重要的科学问题，对缺氧的防治尤具重大的实际意义。下面通过介绍有氧运动和吸氧这两个典型的氧疗方式，来阐明氧疗对健康人群和疾病治疗的意义。

（1）有氧运动

有氧运动（aerobic exercise）是提升人体健康适能最简单而有效的内源性氧疗方式，是指人体在氧气充分供应的情况下进行的体育锻炼。

常见的有氧运动项目有：快走、慢跑、滑冰、长距离游泳、骑自行车、打太极拳、跳健身舞、跳绳、做韵律操，以及球类运动如篮球、足球等。有氧运动的特点是强度低、有节奏、不中断和持续时间长。同举重、赛跑、跳高、跳远、投掷等具有爆发性的非有氧运动相比较，有氧运动是一种恒常运动，是持续 5min 以上还有余力的运动。

汽油的燃烧离不开氧气，同样，人类在运动中也要燃烧燃料，人类的"燃料"是糖类、蛋白质和脂肪。人类的这些"燃料"都储存在人体的细胞中，当你运动时，就会消耗这些"燃料"以获得动力。与发动机燃烧汽油一样，人类在燃烧"燃料"（即氧化）的时候也需要氧气助燃。人们在运动时大口大口地呼吸，使空气中的氧气通过肺泡进入血液循环系统，然后随着动脉血流向全身的组织细胞中。人在利用氧气的过程中，有一个相当大的时间差，这个时间差就决定了剧烈的、短时间的运动成为无氧运动。而当你运动的时间足够长时，氧气已经溶入细胞中，身体内的葡萄糖得到了充分的"燃烧"，从而转化为新的能量，这样的运动就是有氧运动。

有氧运动需要呼吸大量空气，对心、肺是很好的锻炼，可以增大肺活量并增强心脏功能。长期坚持有氧运动能增加体内血红蛋白的数量，提高机体抵抗力，抗衰老，提高大脑皮层的工作效率和心肺功能，增加脂肪消耗，防止动脉硬化，降低心脑血管疾病的发病率。减脂者如果在合理安排食物的同时，结合有氧运动，不仅能成功减脂，并且减脂后的体重也会易于保持。有氧运动对于脑力劳动者也是非常有益的。另外，有氧运动还具备恢复体能的功效。

有氧运动除了主要由氧气参与供能外，它还要求全身主要肌群参与，运动持续较长时间，并且是有韵律的运动。有氧运动能锻炼心、肺，使心血管系统能更有效、快速地把氧传输到身体的每一个部位。通过经常进行有氧运动锻炼，人的心脏会更健康，每搏输出量就更大些，身体每部分的供氧就不需要很多的脉搏数。一个有氧运动素质好的人可以参加较长时间的高强度的有氧运动，他（她）的运动恢复也快。

有氧运动的衡量标准是心率。心率保持在 150 次/min 的运动为有氧运动，此时血液可以供给心肌足够的氧气；因此，它的特点是强度低，有节奏，持续时间较长。要求每次锻炼的时间不少于 30min，每周坚持 3 到 5 次。这种锻炼，氧气能充分燃烧（即氧化）体内的糖分，还可消耗体内的脂肪，增强和改善心肺功能，预防骨质疏松，调节心理和精神状态，是健身的主要运动方式。

目前公认的排名前三的有氧运动如下。

第一：游泳。

运动优点：游泳是克服水的阻力而不是克服重力，肌肉和关节不易受损，能有效保护膝关节；冷水环境下运动，热量消耗大，配合节食，属于减肥效果显著的运动。

建议运动周期：每周 3～4 次，每次 30～60min。

第二：慢跑。

运动优点：①提高睡眠质量，通过跑步，大脑的供血、供氧量均得到提升，这样夜晚的睡眠质量也会提高；②起"通风"作用，在跑步的过程中，肺部的容量会上升，同时，血液中氧气的携带量也会大大增加；③保护心脏，在跑步的过程中，血管壁的弹性也会随之升高；④解压，慢跑可以抑制肾上腺素和皮质醇这两种造成紧张的激素分泌，释放让人轻松的物质。

建议运动周期：每周 3～4 次，每次 40～60min。

第三：骑自行车。

运动优点：预防大脑老化，提高神经系统的敏感度；提高心肺功能，锻炼下肢肌力和增强全身耐力。骑自行车对内脏器官的耐力锻炼效果与游泳和跑步相同。骑自行车时，由于进行周期性的有氧运动，锻炼者消耗的热量较多。

建议运动周期：每周 3～4 次，每次 40～60min。

有氧运动是增强人体吸入与使用氧气的耐久运动。它的运动特点是负荷量轻、有节律感、持续时间长。运动医学测定，有氧运动适宜的运动负荷为每周 4～5 次，每次持续 20～30min，运动时心率为 120～135 次/min。此外，自我抗力是人体肌群处于静态性对峙的肌力抗衡，也是简便易练的有氧运动项目之一。它不受性别、场地、器械的制约。采用徒手定位的肌肉抗力练习，无运动创伤之忧，成为静力训练中加速血流、促进代谢、舒筋活络的健身方法。自我抗力的肌肉练习有掌指练习、肩臂练习、头颈练习、腰背练习、胸腹练习、腿膝练习等。

（2）氧疗

氧疗是临床常用的治疗方法，主要是缓解缺氧的一种方法。适量吸氧用于纠正缺氧，提高动脉血氧分压和氧饱和度的水平，促进代谢，是辅助治疗多种疾病的重要方法之一。其受用人群主要为慢性消耗性疾病导致的缺氧状态患者，如呼吸衰竭、慢性气管炎等，以及脑血管病、冠心病等心脑疾病。临床缺氧症状不明显者，也可能存在着氧债，也可能微循环代谢异常，因而可能需要吸氧。如某些外科手术前后患者、大出血休克患者、胎心音不良或分娩时产程过长的孕妇等。

适当的内源性或者外源性氧疗虽然可以在某种程度上增强健康人群或疾病状态人群的身体适能，然而，过犹不及，一旦出现过度氧疗，则会对身体产生明显的副作用。早在 19 世纪中叶，英国科学家保尔·伯特首先发现，如果让动物呼吸纯氧会引起中毒，人类也同样。人如果在大于 0.05MPa（半个标准大气压）的纯氧环境中，对所有的细胞都有毒害作用，吸入时间过长，就可能发生"氧中毒"。肺部毛细管屏障被破坏，导致肺水肿、肺淤血和出血，严重影响呼吸功能，进而使各脏器缺氧而发生损害。

此外，过量吸氧还会促进生命衰老。进入人体的氧与细胞中的氧化酶发生反应，可生成过氧化氢，进而变成脂褐素。这种脂褐素是加速细胞衰老的有害物质，它堆积在心肌部位，使心肌细胞老化，心功能减退；堆积在血管壁上，造成血管老化和硬化；堆积在肝脏，削弱肝功能；堆积在大脑，引起智力下降，记忆力衰退，使人变得痴呆；堆积在皮肤上，形成老年斑。因此在这里提醒读者一定要正确使用氧疗，谨防过度氧疗对身体健康带来的危害。

2. 低氧适应

上述的氧疗虽然可以供给人体氧气，但是针对一些在疾病过程中机体并不能充分利用氧气的患者，单纯给氧并不能从根本上解决机体自身缺氧状态，在这种情况下，迫切需要一种提高机体对氧气利用率的治疗方式，从而增加患者的氧气适能。在这里，我们介绍低氧适应。有别于氧疗，低氧适应正是通过外源或者内源性低氧，激发人体内源性的对缺血缺氧耐受的保护机制，加强了人体的适应机能。在这里我们也通过低氧健身案例和低氧预适应机制使读者更深入地了解低氧适应的治疗潜能。

（1）低氧健身

低氧健身是用人工方法使健身房氧含量低于正常状态下的一种健身方式。在低氧环境中人们为适应低氧低气压环境，心率加快，心脏排血量增多，血中携氧红细胞和血红蛋白也随之增多，血液对氧的运输能力增强，血液扩散到人体组织的功能也必然加强。因此，人体对氧的利用率便会相应增加。

低氧使人体内蓄积必要的二氧化碳，这对健康十分有益，人的生命既要靠氧气也要靠二氧化碳来维持。人体血液中不仅有占血液总质量 2%的氧，也必须有 6.5%的二氧化碳。人体二氧化碳含量过低，会引发酸少碱多的碱血症，破坏机体正常新陈代谢，损害神经系统和免疫功能，从而丧失对疾病的防御能力。

苏联医学专家发明了"缺氧疗法"，让患者反复吸入只有 10%氧含量的低氧空气，启动人体应对缺氧自卫系统的潜能。此方法对治疗心血管、呼吸及神经系统的疾病有显著疗效，还可缓解疼痛、消除疲劳等。

这种新的健身方法的出现，使许多以往习惯于户外运动的人转到了低氧健身房来锻炼。

（2）高原低氧与缺氧适应机制

在我们的日常生活中，低氧是一种常见的现象。例如，人体内部的正常生理环境就是一种低氧环境。心、肝、肾内的氧浓度在 4%～14%；脑中的氧浓度在 0.5%～7%。我们在睡觉期间可能会出现间歇性的缺氧；伤口的愈合也是处于一种缺氧环境；此外，随着海拔的升高，大气压的下降，高海拔地区的氧浓度相对于海平面会降低，从而形成天然的低氧环境。如对于高原低氧的不适应，会产生各种各样的急慢性高原疾病，严重不适者甚至会产生高原肺水肿以及高原脑水肿。然而，我国有近 250 万 km^2 的面积位于高原之上，生活着上千万人口。此外，每年有着大量的游客前往高原旅游，这些游客中，有很多为高原不适应者。同时，这些个体对于高原低氧的反应差异很大，对氧疗的适应程度更是不尽相同，因此氧疗并不能完全解决机体缺氧，在这种情况下，需要低氧预适应增加人体的内源性适应，起到事半功倍的治疗作用。

从生物代谢角度，低氧代谢通路与多种疾病如心血管疾病、肿瘤的发生发展密切相关。随着全球人口的快速增长，高原的战略地位也愈显重要。因此，人们在过去的 20 年里投入了大量的人力、物力进行低氧分子机制的研究。下面就目前国内外的研究现状做些小结。最初对于低氧分子机制的研究主要集中在生理及表型水平。人们发现一些世居高原的人相对于海平面的人而言，更适应在高原生活，如安第斯人、我国的藏族人等。研究人员通过比较高原人群与低海拔人群之间的一系列生理性状，如血红蛋白浓度、血氧饱和度、一氧化氮浓度、血细胞比容等，初步推断出可能与低氧适应相关的性状，以及这个性状可能涉及的通路。但是，不同的人群高原适应的机制又似乎有差异。例如，在相同的海拔条件下，藏族人的血红蛋白平均浓度要比安第斯人低 3.6g/dl。最近的研究显示，安第斯人群通过肺动脉高压来加快血流和促进肺部氧气交换，而藏族人通过提升血液中的一氧化氮含量来加快血液流速以保持氧的供应。此外，埃塞俄比亚高原也居住着高原人群，但由于此人群在组成上比较复杂，可能拥有不止一种低氧适应机制。

随着人们对各种急慢性高原疾病的认识的深入，研究人员开始用各种急慢性高原疾病患者与正常人进行可能的候选基因的对照研究。希望通过高原疾病来找到一些可能与低氧适应相关的基因以及相关的分子通路。虽然目前已经找到了许多可能与低氧适应相关的基因，但是许多基因仍然有待于进一步的验证。而且，人们对于这些基因之间是如何相互作用从而产生适应的生理状态的具体机制并不清楚。

笔者所在的实验室长期以来对低氧预适应进行了系统的研究，早在 1963 年就曾提出假设：重复性暴露于低氧，可使机体的组织和细胞获得对缺氧的高度耐受性；在相应的动物模型上，从生化、生理等多个层面进行的一系列原创性研究提示，重复性低氧暴露所致的低氧预适应，有可能为缺氧的防治提供一种有别于传统吸氧疗法的新策略。

研究缺氧适应机制，对航空医学、临床医学和运动医学等科学，均有重要的理论意义和实践意义。因此，缺氧适应问题，长期以来一直是一个重要的研究课题。目前，关于缺氧时机能系统的适应变化，已经获得比较一致的看法。然而，关于组织机制，只是在近些年来积累了一些资料，还缺乏系统的介绍。因此我们准备通过下述三个部分，直接或间接地阐述一下这个问题。

机体对缺氧发生适应，同机体对其他条件发生适应一样，需要机体长期接触相应的环境。一般，动物或人，连续或间断地，在高山或假拟的高山（减压舱或低氧间等）上长期生活或经久训练，即可形成对缺氧的适应。主要用生理学的方法，在器官水平上长期研究的结果，已经积累了极其丰富的资料。

现在公认，缺氧时机体在器官水平发生变化。诸如：通气增强；红细胞数增多，血红蛋白量增加，血红蛋白表面积增大；血液容积速度加快；肺泡壁的血管变化；等等。这些呼吸系统和血液循环系统的机能变化的适应意义是不言而喻的。这些变化，无疑会给机体提供较多的氧，有助于血氧分压的相对恒定。因此，这些变化，是与"适应是机体在特殊应激原（particular stressor）影响下发生的机能改变""适应即机体能维持内环境恒定的适应反应能力"等一般概念相符合的。

　　然而，许多工作指出事实并不完全如此。实际上，缺氧适应并非一定伴有上述机能变化；即使伴有这些变化，也不一定能使血氧分压总是恒定于正常或接近正常的水平。Clinton 和 Thorn（1946）证明，健康人在相当于 12 000 英尺[①]高度训练 2～4 周后，其"高山耐受性"提高了，但此时并未发现红细胞和血红蛋白的增加，以及心脏体积的增大。Monge 和 Cazorla（1955）证明高山土著居民的血液循环时间不是缩短而是延长。Criscuolo 和 Clark（1955）认为血红蛋白含量增加不是缺氧适应的必要因素。因为，在缺氧训练前 6 周开始并在整个缺氧作用过程中，分别以高铁和低铁食物喂饲两组大鼠，虽然在训练结束时高铁组血红蛋白含量明显增多，低铁组血红蛋白含量显著降低，但两个组的存活率却是一致的。他们使动物在不同温度下适应假拟高山的实验证明，动物的氧气运输系统的机能（包括血红蛋白含量、红细胞数、心与肾的重量等指标）在高山兼寒冷组是正常的，在高山兼高温组反而有所降低。Barron（1962）发现，高山病的发生与动脉血氧饱和度及肺泡氧分压之间没有严格的平行关系，有的血氧饱和度低至 65.4% 的人可以不发病，而有的血氧饱和度为 81.7% 的人却发病。Houston 和 Riley（1947）亦曾见到适应中血氧分压和血氧饱和度有明显下降的现象。

　　由上可见，适应可不伴有机能系统活动的加强。适应与血氧水平不是严格一致的，即血氧水平低于正常也可以形成适应。甚至有人进一步证明，事先消除或控制机能系统的反应也能形成适应。由此看来，神经系统的调节作用以及在其调节下的机能反应也许不是形成适应所必需的；机能系统反射性反应的加强并不一定有助于适应的形成。

　　此外，在下述情况下，即使机能活动再加强也显然无济于事。例如，Northrup 和 Nicoloff（1982）证明，在氰化物的反复作用下，机体可对其发生适应。Velasquez（1959）以长期住在 14 900 英尺高山的土著居民为对象，测定其在相当于 30 000～40 000 英尺"高度"范围的低压间维持意识活动的时间，将其结果与其他学者的地面居民的结果进行比较，发现在各种"高度"下，高山居民的"意识时间"（time of consciousness）均极明显地长于地面居民。有一例高山

─────────────

① 1 英尺=30.48 厘米

居民，甚至能在 40 000 英尺这样高的"高度"下，维持 2min 的意识活动。这是无法用我们已有的知识去解释的。其他学者也发现，高山土著居民对更高的"高度"反应稳定；经过训练的运动员对更严重的负荷反应也稳定。

由此可见，适应不只是特殊条件下的机能变化，它不限于维持内环境恒定的反应能力，而且还应该将它理解为"在长期的低氧环境中保持生命的可能性"，亦可理解为"保存自己是生命的主要任务"。

下列资料也有助于说明这一点。

研究不同种系、不同年龄，特别是对初生动物缺氧耐受性的大量工作表明，种系和个体发育的水平越低，对缺氧的耐受性越高，即在低氧下保持生命活动的可能性越大，虽然它们的代偿反应并不强烈。Adolph 及 Hoy（1963）也认为，从对缺氧反应的角度来看，也许初生或幼年动物比成年动物更合格些，因为幼年动物能耐受，而成年动物不能耐受，虽然成年动物可以发生肾上腺能的反应。Moore（2017）在不同年龄的动物身上，都证明了耐受缺氧存在着这种年龄的差异。

根据上述资料，初生动物对缺氧的高度抗性显然不是借助机能系统的活动加强。在有关离体器官活动的研究中，机能系统的无能为力的状况显得更加突出。Kopecky（1960）证明适应动物离体心脏的活动与对照也有所不同，高山适应的大鼠，其在急性缺氧过程中心脏收缩性的恢复程度较对照大鼠高。

综上所述，不难看出，机体对缺氧的适应不可能只在系统与器官水平上进行，因为，第一，缺氧适应与器官水平的变化之间的关系不总是平行的；第二，在长期的低氧作用下，器官水平变化不能保证血氧水平相对恒定于正常水平；第三，器官水平的变化根本不能解释适应动物对极限"高度"，以及适应动物离体器官对完全无氧条件的高度耐受性。因此，势必存在另外的机制，这就是人们长期推测的组织机制。

缺氧适应的组织机制问题的研究，至今已有 80 余年的历史了。在这个时期内，通过生理学的观察，已经在器官水平上积累了不少有关这个机制的间接证据。概括地说，这些证据主要包括两点：①缺氧适应与器官水平的变化、主要由器官活动所维持的血氧水平之间可没有严格的依赖关系。②缺氧适应的动物对更严苛的低氧，甚至接近无氧的条件具有较高的耐受性；缺氧适应动物的器官在离体条件下仍可活动较长时间。与此同时，主要是近些年来，借助生化方法也已经在细胞水平上发掘了一些直接的证据。

因此，目前可以说，组织机制已不再是推测，而是有了一定了解的客观过程。在这个过程中，细胞水平的变化可能主要是：增加血管形成，增加肌红蛋白含量，以改善组织氧水平；改变组织中氧化还原酶体系的活性，有效地利用氧，给细胞提供较多的能量；降低有氧代谢过程，加强无氧酵解过程，给细胞提供较低的能量；以及组织细胞获得了在低能量，甚至无能量下进行活动的能力；等等。

但是，由于有关材料还是很少，分歧亦很多，特别是关于组织细胞生理特性的变化，几乎还是空白；因此，现在还不能说这个问题最终已被阐明。

最后，鉴于组织适应很可能是分子水平上的细微变化；鉴于脑组织作为适应的调节结构，作为耐受缺氧的最主要的限制因素，可以设想，如以精细的生化技术，对以脑组织为主的细胞水平或分子水平进行重点研究，可能将会给这一领域带来新的重要进展。

（3）脑低氧预适应机制

低氧预适应（hypoxic preconditioning，HPC）是指一次或多次短暂、非致死性低氧刺激后，机体获得的对更严重甚至致死性缺血或缺氧的耐受性。预适应是机体抗缺氧或缺血的一种内源性保护现象，它不仅存在于多种动物的心脏，也存在于肝、肾和脑等多种组织和器官中。目前关于脑低氧预适应现象及其机制的报道较少，深入研究脑低氧预适应机制并探讨其临床应用价值，对治疗脑血管病很有意义。

1）脑低氧预适应现象

1986 年 Schurr 等（1986）就发现大鼠海马脑片低氧 5min 后，其诱发电活动在随后长期低氧作用后仍能恢复，而对照组则不能。Rising 等（1989）事先给小鼠经 90s、120s 和 150s 三次低氧（4.5% O_2）预处理后，在致死量低氧作用下的存活时间由对照的（108±4）s 延长到（403±42）s。Vannucci 等（1997）在 37℃下低氧（8% O_2）预处理出生 6 天的大鼠 2.5h，24h 后结扎单侧颈总动脉并且低氧（8% O_2）处理 2.5h，在出生第 30 天，经神经病理分析发现，低氧预适应组的 14 只大鼠中仅 6 只出现囊状梗死，而未预适应组的 13 只大鼠都出现了梗死。

2）脑低氧预适应的可能机制

A）低氧诱导因子-1

低氧诱导因子-1（hypoxia-inducible factor-1，HIF-1）是一种随着细胞内氧浓度变化而调节基因表达的转录激活因子，是由氧调节亚单位 HIF-1α 和结构亚单位 HIF-1β 组成的异二聚体，具有 DNA 结合活性。HIF-1 对低氧诱导基因表达的相关蛋白，如促红细胞生成素、糖酵解酶和血管内皮生长因子等的活化起关键作用。Bergeron 等（2000）通过对新生大鼠脑低氧（8% O_2）预处理 3h 发现，低氧预处理可明显提高 HIF-1α 和 HIF-1β 的表达水平。大鼠腹腔内注射 HIF-1 诱导剂氯化钴（$CoCl_2$，60mg/kg）和去铁铵（desferrioxamine，DFX，200mg/kg）后 1～3h，HIF-1α 和 HIF-1β 蛋白水平都升高。

大鼠经 $CoCl_2$ 和 DFX 预处理 24h 后在缺血缺氧条件下可分别较对照组发挥 75% 和 56% 的脑保护作用。原代培养大鼠皮质神经元剥夺糖氧 30min、60min、90min 和 120min 后，HIF-1 的 DNA 结合活性增高，而预先剥夺糖氧 60min，48h 后再剥夺糖氧 90min，HIF-1 的结合活性反而降低。以上这些研究表明，HIF-1 参与了脑低氧预适应的形成。

B）一氧化氮

一氧化氮（NO）参与血管舒缩的调节、免疫功能的调制和神经信息的传递，是一种重要的信使物质。NO 是由 L-精氨酸经一氧化氮合酶（NOS）催化生成的。NOS 同工酶分为神经元型 NOS（nNOS）、诱导型 NOS（iNOS）和内皮细胞型 NOS（eNOS）三种，其中 nNOS 和 eNOS 的活性受钙离子调节，合称为结构型 NOS（constitutive NOS，cNOS）。Gidday 等（1999）低氧（8% O_2）预处理新生 6 天大鼠 3h 发现，这种处理可完全抵抗 24h 后的缺血缺氧性损害。如在新生 6 天大鼠脑低氧预处理前 0.5h 腹腔注射非选择性 NOS 抑制剂左旋硝基精氨酸（2mg/kg），给药后 0.5～3.5h 即可使 cNOS 的活性抑制 67%～81%，完全阻断了低氧预适应的保护作用。但是，如果低氧预处理（本身可使 cNOS 活性降低 58%～81%）前腹腔内注射选择性 nNOS 抑制剂 7-硝基吲唑（40mg/kg），则不能影响低氧预适应引起的脑保护作用，这与给予 iNOS 抑制剂氨基胍（400mg/kg）的结果相一致。结果表明，NO 对低氧耐受的诱导起重要作用。但是，有学者对 nNOS 和 iNOS 是否参与了低氧预适应提出了质疑，认为只有 eNOS 产生的 NO 介导了预适应的保护效应。

C）腺苷

腺苷是一种在缺血缺氧时高能磷酸盐分解产生的内源性复合物。腺苷 A1 受体激动剂可以缩小梗死体积，减慢缺血早期的能量代谢，并有利于低氧预适应后突触功能的恢复，而腺苷受体拮抗剂则可以阻止预适应的形成。Zhang 等（1999）分别采用酶学方法和放射性配体结合方法分析了昆明小鼠腺苷含量和腺苷 A1 受体密度，发现经 4 次低氧预处理组海马腺苷含量明显高于正常对照组和只用 1 次低氧预处理组，而腺苷 A1 受体密度低于正常对照组，与仅用 1 次低氧预处理组的相同；4 次低氧预处理组海马、脑桥、延髓等脑区腺苷 A1 受体的亲和力高于正常对照组，表明低氧预处理可以阻止一些脑区内的腺苷 A1 受体密度的进一步下降，使腺苷 A1 受体的亲和力升高。结果提示，低氧预适应可使海马腺苷浓度升高，并通过 A1 受体发挥神经保护作用。

D）兴奋性氨基酸

中枢神经系统内含有大量兴奋性氨基酸（EAA），几乎所有的神经元都含有谷氨酸受体，药理学上把谷氨酸受体分为 N-甲基-D-天冬氨酸（NMDA）受体、氨甲基磷酸（AMPA）受体、红藻氨酸受体、代谢型谷氨酸受体和 L-AP4 受体等 5 型，前三种都是谷氨酸门控的阳离子通道（离子型受体），后两种受体合称非 NMDA 受体。任何引起 EAA 浓度异常增高的病理变化都会引起兴奋性毒性 EAA，与低氧预适应是否有关尚待进一步研究证实。Nakata 等（1990）用微透析测定方法表明，低氧预处理并不改变脑内包括 EAA 在内的任何氨基酸含量，从而认为预处理导致的低氧耐受与 EAA 无关。Xie 等（1999）用小鼠研究外源离子型 NMDA 受体激动剂天冬氨酸和抑制剂氯氨酮对低氧预适应的效应，并用高效液相色谱法测定低氧预处理时小鼠整个大脑和不同脑区内源性 EAA（天冬氨酸和谷氨酸）浓度的变化，结果发现，天冬氨酸和氯氨酮分别显著地缩短和延长了小鼠的标准耐受时间；缺氧 1 次后 EAA 的浓度升高，而 4 次缺氧后预适应 EAA 浓度保持不变，甚至下降。这表明离子型 NMDA 受体的激活不利于低氧预适应的形成，而抑制其受体则有利于低氧预适应的形成；EAA 的降解或失活对小鼠低氧耐受的形成可能有益。

E）肿瘤坏死因子-α 和神经酰胺

神经鞘磷脂的代谢产物神经酰胺（ceramide）是肿瘤坏死因子-α（TNF-α）介导的众多效应中的第二信使。Liu 等（2000）对培养大鼠皮质神经元的研究发现，低氧预处理有保护作用，这种保护作用可被 TNF-α 预处理所替代，TNF-α 中和抗体可削弱此保护作用。低氧预适应和 TNF-α 预处理可使细胞内神经酰胺水平升高 2～3 倍，与耐受状态一致。烟曲霉毒素 B1 是一种神经酰胺合酶抑制剂，可抑制神经酰胺的上调。如在缺氧损伤前将 C2-神经酰胺加入培养基中可模拟低氧预适应的效应。上述结果表明，低氧预适应是通过 TNF-α 触发而合成神经酰胺所介导的。Chen 等（2001）在结扎出生 7 天大鼠右侧颈总动脉的同时低氧（8%）预处理 2h，30min 后心室内注射 C2-神经酰胺（150mg/kg），5 天后测定梗死体积，发现 C2-神经酰胺可使缺血缺氧引起的大脑损伤（梗死体积）较对照组缩小 45%～65%，且 Bcl-2 和 Bcl-xl 水平升高，脱氧核糖核苷酸末端转移酶介导的缺口末端标记法（TUNEL）阳性细胞数明显减少，表明神经酰胺对未成熟大鼠大脑有神经保护作用。因此认为，神经酰胺参与了低氧预适应的形成。

F）自由基及其清除系统

自由基是具有未配对电子的原子或原子团。脑缺血缺氧时，有活性氧产生过多，自由基生成，细胞膜磷脂受其攻击导致脂质过氧化，细胞膜流动性降低、通透性增高，线粒体肿胀，溶酶体受损并释放等一系列变化。Duan 等（1999）比较自由基清除系统的变化发现，与未预处理组相比，仅低氧处理 1 次组整个脑区的超氧化物歧化酶（SOD）和谷胱甘肽过氧化物酶的活性明显降低，而海马脂质过氧化物的浓度明显升高。但是经低氧处理 4 次后，它们的水平趋向于恢复至正常对照组水平，提示氧自由基和它们的特异清除酶参与了低氧耐受形成。Rauca 等（2000）对成年雄性 Wistar 大鼠作低氧预处理（9% O_2，91% N_2）1h 发现，其可阻止戊四氮的致痫作用，而用自由基清除剂 PBN 能阻止这种低氧预适应的保护作用。Garnier 等事先用低氧（4% O_2）处理沙鼠后恢复常氧 48h 或 7 天，发现海马 Mn-SOD 有渐进而持续的表达。以上研究表明，自由基及其内源性清除酶系统参与了低氧预适应的形成和发展。

G）其他机制

预适应可以降低细胞能量代谢。有实验表明，抑制线粒体复合物 Ⅰ、Ⅱ 可以形成预适应，并可用于提高机体的缺氧耐受能力。低氧预适应引起的神经保护作用可以被放线菌酮（一种蛋白合成抑制剂）和放线菌素 D（一种 RNA 合成抑制剂）所抑制，表明在低氧预适应中有新的基因表达产物形成。热休克蛋白（HSP）是应激反应蛋白家族中的一员，Wada 等（1999）用高温（41℃）预处理 15min 和低氧（8%）预处理新生大鼠 3h，24h 后予缺血处理，发现高温和低氧预处理后都未检测到 HSP72，只是缺氧缺血损害本身可诱导背侧纹状体、丘脑（轻度）和海马 HSP72 的表达，因此认为 HSP72 似与耐受无关。Garnier 等（2001）也发现，沙鼠低氧预处理后海马未见 HSP72 表达。星形细胞则参与细胞间液中 K^+ 代谢的调节和利用，维持神经元生存微环境的稳定，分泌神经营养因子，如神经生长因子，从而参与了预适应保护机制。Garnier 等（2002）用免疫组化法和免疫印迹法检测胶质纤维酸性蛋白，并用免疫组化法检测同工凝集素（isolectin）B4 的表达，结果表明沙鼠低氧处理与小胶质细胞激活无关，而星形细胞却明显被激活。

3）脑低氧预适应的应用前景

虽然脑低氧预适应的机制尚不十分清楚，但是预适应的效应提示脑组织具有自身保护机制。如能对脑低氧预适应过程中产生的某些物质进行分离、纯化，用于卒中和其他缺血缺氧性疾病的治疗中，也许将提高脑神经元等细胞对缺血缺氧的耐受性，延长治疗时间窗，减轻后遗症，并为脑损伤等疾病的防治提供新的选择。

低氧是临床和特殊环境的一个常见重要问题。在低氧条件下，机体器官系统为维持内环境恒定的积极反应，通常被认为是对低氧的适应。然而，器官系统对低氧生理反应的增强并非总能足以解释，在动物和人体上所观察到的对低氧的耐受和保护。低氧本是有害的，但亚致死量低氧重复暴露的低氧预适应，却能引起组织细胞对后继的更严重低氧有害效应产生强大的保护作用。达尔文以生存定义适应。低氧适应的组织机制研究提示，低氧预适应（HPC）的实质是，激励内源性细胞保护和免疫活力导致的一种获得性耐受。我们尝试从中医"以毒攻毒"和现代"免疫激励"视角，总结了自 1963 年以来通过我们独特的动物模型获取的实验数据以及从有关患者得到的临床数据。这些数据揭示了相关基础研究及其转化应用的进展：提出了低氧组织适应概念；建立了整体重复低氧的独特动物模型；发现了 HPC 过程中脑形态功能改造和神经化学适应；发现了重复低氧引致的内源性细胞保护；构建了 HPC 机制框架；构建了三类 HPC——局部原位 HPC、远隔异位 HPC、交叉多能 HPC；开发了触发远隔异位 HPC、交叉多能 HPC 的上肢重复压迫装置；使用 HPC 试治临床癌症患者；研制抢救濒危患者急救药。

（4）低氧-缺血的多发性

人和动物一般呼吸一个大气压的空气，而在高原、深水、南北极、航天等特殊环境，以及二氧化碳、一氧化碳、麻醉气体、离心力、失重、辐射等非寻常环境中都有低氧威胁。临床伴有缺氧的患者乃至飞行员航天员呼吸 100%纯氧时，由于氧被不断吸收导致肺泡萎缩，可导致缺氧；甚至呼吸高压氧时，由于重力作用导致肺不张也有遭遇缺氧的风险。

氧作为人类以及地球上绝大多数生物生存所必需的元素，参与物质和能量代谢，是人体生命活动及新陈代谢不可或缺的物质。但是人们日常生活中低氧却是常见的，人体内部的正常生理环境即是一种低氧环境；在心、肝、肾内的氧浓度为 4%～14%，脑内的氧浓度为 0.5%～7%。缺氧更是临床各种疾病中极为常见的一种病理过程，是机体死亡的基本环节。环境氧供应和机体氧摄取、运输、利用任一环节出现故障，均可导致缺氧。临床上常见低氧性、血液性、循环性和组织性等缺氧类型。组织细胞氧供应不足或氧利用障碍时，机体的器官组织，特别是神经系统发生代谢、功能和结构异常。低氧代谢通路与多种疾病如心血管疾病、肿瘤的发生发展密切相关。

（5）低氧-缺血适应的普遍性

低氧适应研究的历史很长，已经积累了很丰富的资料。20 世纪 60 年代就已可检索到 7000 多篇文献，但大多是在器官系统水平上研究低氧适应，器官系统水平的适应变化同机体的适应耐受能力之间并不存在严格的依赖关系，不能圆满地阐释低氧适应为什么能使机体对低氧损害产生高度的耐受性，被当时的权威学者 Haldane 视为"一种用理化头脑所难以理解的生物学现象"，这使我们意识到，从组织细胞乃至分子基因水平研究低氧适应的重要性和迫切性，1963年吕国蔚发表《缺氧适应的组织机制》，认为那种"用理化头脑所难以理解的生物学现象"，实际是低氧适应导致的一种"获得性耐受"。1986 年 Murry 等报道心脏重复缺血后耐缺血损伤，提出的概念"缺血预适应（ischemic preconditioning，IPC）"，即为低氧预适应（HPC）。我们自己随后的一系列实验观察以及国内外其他实验室的工作都陆续证实，现在人们所说的低氧预适应，实际上是指机体组织细胞对低氧的适应或耐受。

生物适应是生物界普遍存在的现象。从一个大气压的海平面到空气稀疏的高原，地球表面的每一个角落都有生命的种子在适应、在生长、在开花、在结果。氧浓度约为 20% 的地球表面大气是海平面居民和动物不可或缺的，但是岩羊、棕熊和牦牛等高等哺乳动物却能在海拔 6000m 乃至 8000m 的高原活动自如；智利的"蓝血人"能在 6000m 以上的高山常年正常生活。龟作为一种兼性耐低氧动物，通过下调能量需求和上调 ATP 生成能效，能长期耐受低氧；在低氧条件下从 O_2 最大限度地获取 ATP，而在无氧条件下，则通过无氧代谢通路，从 H^+ 最大限度地获取 ATP。大肠杆菌等原核细胞具有几种不同的呼吸链，利用不同的电子受体和终末氧化还原酶，能在无氧环境中生存。

（6）以毒攻毒，以低氧抵御低氧

　　我国现存最早的医学典籍《黄帝内经》中，已有应用"以毒攻毒"疗法的间接论述；最早的药物学专著《神农本草经》更详细地阐释了用毒药疗疾的原理。公元 10 世纪诞生的"天花痘接种法"，是"以毒攻毒"应用的里程碑，开创了人类预防接种、抗生素研制和现代免疫学发展的先河。"以毒攻毒"疗法现今已成为国内外医学界看重的一种防治手段。低氧固然损害机体，但重复低氧则能保护机体、抵御低氧损害。看来，预先短时间非致死性重复缺血/缺氧，导致机体组织细胞获得对随后更严苛乃至致死性缺血/缺氧损伤的高度耐受的低氧预适应，是一种"以毒攻毒"、以低氧抵御低氧的生物学策略。

　　A）低氧预适应：获得性耐受和适应性免疫

　　1964 年低氧适应转化医学北京市重点实验室复制出一种重复自身低氧的 HPC 动物模型，发现重复低氧动物的第 2、3、4、5 次的低氧耐受极限分别为第一次低氧耐受极限的 2、4、6、8 倍；经 4 或 5 次重复低氧暴露的动物在低压舱内和氰化钾作用下的存活时间分别为正常对照动物的 10 倍和 4 倍；腹腔注入 4 或 5 次重复低氧动物脑匀浆提取液的正常动物，在低压舱中的存活时间分别比接受生理盐水或正常动物脑匀浆提取液的动物长 1.8 倍或 2.0 倍；重复低氧动物脑匀浆提取液对培养 PC12 细胞、大脑皮层突触体等离体制备抵御低氧损伤具有显著的保护作用。

　　B）低氧预适应：低代谢与脑保护

　　低代谢　随着重复低氧暴露次数的增多，动物耗氧率逐次呈指数式地降低，第 1、2、3、4、5 次低氧暴露，耗氧的体积分数分别平均为 6.6%、5.1%、4.7%、3.7%、3.2%；体温逐次降低，分别平均为 32.6℃、28.7℃、24.8℃、21.1℃、19.9℃；与此同时，小鼠的主动活动与翻正反射的平均恢复时间逐次延长；心率和呼吸率逐次降低，心率由实验前的平均 744 次/min 降至第 5 次缺氧极限时的 157 次/min，呼吸率由实验前的 315 次/min 降至第 5 次缺氧极限时的 78 次/min，心率和呼吸率分别减少 79% 和 75%；动物大脑皮层与海马脑区的自发和诱发电活动的频率及幅度亦逐次降低。

　　脑保护　重复缺氧动物脑的微构造和 ATP 水平保持稳定，重复缺氧动物脑匀浆提取液对正常动物、培养 PC12 细胞、皮层突触体等在体和离体的模型均具有显著的保护作用。重复缺氧动物脑内活性氧、脂质过氧化物、细胞内钙离子、乳酸、谷氨酸、天冬氨酸、游离脂肪酸、精氨酸、一氧化氮、突触核蛋白、去甲肾上腺素、ERK1/2 磷酸化水平、磷脂酶 A2 等不利于脑组织耐受低氧的损害性因子的含量或活性逐次下降；相反，过氧化物歧化酶、谷胱甘肽、腺苷、糖原、甘氨酸、γ-氨基丁酸（GABA）、5-羟色胺、多巴胺、钠-钾 ATP 酶、钙 ATP 酶等的含量或活性，腺苷 A1 受体结合力，神经颗粒素，nPKCε 膜转位的磷酸化水平，HIF-1α、ATP 依赖的钾离子通道蛋白，脑红蛋白，抗缺氧因子（AHF）和抗缺氧相关基因（*AHG*）等有利于脑组织耐受低氧的保护性因素却逐次上升。重复缺氧动物神经细胞黏附分子（NCAM）表达增强，长时程增强（LTP）诱导率升高，水迷宫逃逸潜伏期短于缺氧一次组，甚至还短于正常对照组，提示重复缺氧动物的学习记忆和方位认知记忆能力不仅不降低，反而显著增强。

其他多种应激的耐受性　我们新近发现的单侧肢体重复缺血显著提高卒中疗效和重复缺氧动物血清显著抑制肿瘤细胞生长的事实，分别为远隔异位低氧预适应和交叉/多能低氧预适应概念提供了极有说服力的佐证。

C）低氧预适应：一种内源性细胞保护和适应性免疫激励策略

低氧组织适应或低氧预适应的实质是，适度重复低氧激发机体组织细胞内源性细胞保护和免疫激励潜能的一种生物学策略：通过重复低氧/缺血暴露，激活颈动脉体、主动脉体及其他器官组织的特异性氧感受器/信号转导通路，调节 HIF-1α 合成，再以 HIF-1α 为核心，以组织特异的方式影响 HIF-1α 的有关靶基因、表达抗低氧相关基因（AHG）、生成抗缺氧因子（AHF），启动组织细胞节能和脑保护程序等一系列进化上可塑和保守的级联反应，借以维系机体各器官组织特别是中枢神经系统的生命活动。

24 亿年前地球进入有氧时代，产生的真核细胞和多细胞有机体大多只有一条有氧呼吸链，利用氧作为唯一的终末氧化剂，氧不足或氧不可被利用时，在细胞 ATP 减少之前，通过组织特异的氧感受器感受到氧缺乏，启动其自身的节能程序，消减或停止不必要的功能活动，降低对氧的依赖或利用。

人和哺乳动物作为代谢进化的顶点，经历了从水到陆地、由有氧代谢到无氧代谢、从慢代谢到快代谢的转变，形成了高代谢率和内源性热生成以保持恒温，但降低了机体对低氧的耐受能力。高等动物应对低氧有两种对立的选择。一种选择是通过调节机制，调动器官系统反应，维护内环境相对恒定，不随外环境变化而变化；另一种选择是改变自身内环境，降低氧耗和减少能量生成，以顺应外环境的变化。前一种选择是机体长期进化的产物，是在复杂机能调节和高水平生命活动的基础上实现的。在缺氧防治实践上通常要促进这类反应，但有招致能量耗竭和器官系统损伤的风险。后一种选择是机体在长期进化过程中保存下来的，以降低生命活动水平为特征，有利于机体在严苛的低氧条件下维系生存。在组织、细胞、分子、基因水平上实现的低氧预适应看来属于后一种选择。

D）低氧预适应：一种缺氧防治的新理念新策略

自从氧对生命活动的重要性被发现以来，人们起先主要注意低氧的损害效应、机体器官对低氧的代偿、习服或适应，对缺氧的防治一直只限于加强供氧，沿用吸氧疗法。与此全然有别，低氧组织适应/预适应则侧重于调动组织细胞潜在的耐低氧策略和机制，保持机体在低氧条件下的生命活动，提供一种新的完全不同于改善细胞供氧的传统氧疗。

肢体动脉或颈总动脉重复压迫是实施 HPC 防治临床缺氧症最易于操作的措施。基于先前的实验和设想，低氧适应转化医学北京市重点实验室已研制出一种用于重复压迫人体上臂的电动、可控、可定量充放气，从而引致上臂重复缺血的 HPC 训练仪，已获国家专利，并成功地用于防治心脑血管疾患和个体养生保健。应用该仪器实施上臂重复缺血，预防 80 岁以上老年症状性颅内动脉狭窄患者脑卒中复发的研究论文，已由 *Neurology* 发表，该杂志编辑部还对论文作者进行了越洋电话采访，论文的内容被 *Neurology* 杂志社选为重点内容，并被 *Lancet* 大篇幅引用。

我们的另一个重要转化研发目标是，在提取、合成 AHF 和（或）克隆、扩增 AHG 抗低氧神经活性物质的基础上，研发有我国自主知识产权的抗缺氧体内生物制剂。这一制剂将是"一专多能"的，既抗缺氧也抗肿瘤、抗感染、抗中毒、抗排异和抗其他应激，将极有利于各种垂危重症患者的紧急救治，给患者带来更新、更大的福音。

1963 年以来，我国的基础和临床研究实践都陆续证明，我们 50 多年前关于"获得性耐受"和"低氧适应的组织、细胞、分子、基因机制"论断的正确性。2007 年，国外学者直截了当地用"免疫"一词来解释低氧适应。这一提法着实令我们欣慰，因为我们早在 50 多年前，20 世纪 60 年代，就已经用"组织、细胞、分子、基因机制""获得性耐受"的论断，揭示过低氧适应的实质。1963 年吕国蔚教授用中文发表的《缺氧适应的组织机制》一文，2015 年被美国 MIT 教授 Edward Catabrase 发现，来函索要中文全文并拟在美译成英文。据报道，藏鸡、藏羊有抗低氧基因，还筛选出一系列可能与藏族人低氧适应相关的基因。低氧预适应研究在全世界方兴未艾，并且其规模与日俱增。

达尔文以生存定义适应，他的进化论思想潜藏着不变性，有着恒久的魅力，一直成功地指引着生物医学的发展。生物科学和生命科学既是构成哲学基础中不可或缺的组成部分，也深受哲学理论思维和方法论的影响；以低氧抵御低氧的 HPC 看来是一种广谱非特异的适应医学疗法，既简便易行，无毒副作用，又对身体许多部位和组织的多种病理过程具有防治效应。人体的免疫系统分为两部分：先天的固有免疫和后天可改变的适应性免疫。种种迹象提示，低氧预/后适应，是在机体系统、组织、分子和基因水平上，全方位地启动和激励适应性免疫的一种重大策略与简易措施，有望成为现代适应医学的一种重要形式，从进化生物学视角，揭示疾病过程及其干预的分子基础和基因机制，建立起生命适应和疾病防治的全新策略。

第五章 自愈与适应

　　自愈是生物依靠自身的内在生命力，修复机体缺损和摆脱疾病与亚健康状态的一种依靠遗传获得的维持生命健康的能力。自愈力相对于他愈力而存在，是常易被人们忽略的重要生命力。适应代表生物个体或物种群体与环境（包括其他生物种群）间的协调程度，是通过生物个体或物种群体的形态结构、生理功能、行为反应、生活习性表达出来的，生物的适应是来自生物自身变异和环境变迁双方面的作用。

一、自愈

　　2008 年诺贝尔生理学或医学奖获得者哈拉尔德·楚尔·豪森在对医学理论的研究中发现，"自愈"是人体和其他生命体在遭遇外来侵害情况下，维持个体存活的一种生命现象。基于其内在的自愈系统，以自愈力的表现方式，来排除外在或内在对人体和其他生命体的侵害，修复已经造成的损害。

　　自愈是疾病痊愈的基础，具有自发性、非依赖性和作用持续性等显著特点。人体通过自愈过程，来达成生命的延续。自愈力就是生物修复机体缺损和摆脱疾病与亚健康状态的一种依靠遗传获得的维持生命健康的能力。古希腊著名医生希波克拉底率先认识到人体有一种自愈力（vis medicatrix naturae）。自愈力相对于他愈力而存在，包含 3 个核心属性：遗传性、非依赖性、可变性。遗传性：一切生物的自愈力都通过遗传来获得。非依赖性：自愈力发生作用的时候，除维持生命的基本要素外，生物可以不依赖其他任何外在的条件。可变性：自愈力的强弱受生物自身直接影响，同时受到外在环境的影响，以及生命体与环境物质交换的影响，可以向正、反两个方向变化。

　　对于人类而言，自愈力来自人体的自愈系统，除了通常所说的针对致病微生物的免疫能力外，还有排异能力、修复能力（愈合和再生能力）、内分泌调节能力、应激能力，皮肤和肌肉及软组织愈合、通过免疫系统杀灭肿瘤和侵入人体的微生物、通过减食和停止进食的方式恢复消化道机能等诸多的与生俱来的能力。呕吐、腹泻和咳嗽等也是自愈力发挥作用的表现形式。在后天条件下，人类可以通过调节生存环境、实现饮食的生理平衡、适当运动及接受低于致病量的微生物刺激获得免疫力等办法来巩固和提高自愈力。求医用药固然是治疗疾病的必要手段，但医药的实质是为人体自愈力发挥作用创造条件，病体痊愈归根结底靠人体自愈力。人们必须学会听从自愈力的指令，才不会失去健康这一最宝贵的财富。

身体出现不是很严重的异常反应的时候，要给身体一个自愈的过程和机会，调动身体的能量将细菌排出体外，还没有副作用。人类生病是很正常的，是身体对异常状况做出的反应，需要人们积极地给予配合调理。几个病菌并不能致命，生病的根源是每况愈下的身体状况。身体免疫力的降低、自愈功能的缺失以及各系统功能的紊乱，都是身体出现重大疾病的原因。人体的自愈力，是机体的自然愈合能力。生命降生时，体内的每一处器官、每一种分泌物都是自愈力的展现平台。生活中，小毛病往往不需吃药就能好，疑难杂症自然痊愈的例子也不鲜见。

早在公元前 400 年，古希腊医圣希波克拉底说："患者的本能就是患者的医生（The instinct of patient is just his doctor）"，"患者最好的医生是自己（The best doctor of patient is himself）"，他强调了人体自身的内在力量。现代医学研究表明，人体具有以免疫系统、神经系统和内分泌系统为主的人体自愈系统，人类就是靠这种与生俱来的自愈力，在千变万化的大自然中得以生存和繁衍。当人体的这种自然自愈力下降时，就出现了疾病和衰老，所以增加人体自愈力是修复疾病的关键。自愈力如同大树的根，根壮叶就茂。只要树根强壮了，树冠枯黄的叶子就有希望变绿。自愈力增强了，全身所有的病都会一起得到治疗。

随着医学的发展，人们越来越多地依赖于药物"代替"身体器官的抗病能力，人体自身的自愈力则被削弱，逐渐丧失了健康。预防医学界的专家认为，现代医学理念的"疾病治疗"主要是依靠各类药物的作用，而各类药物在发挥作用的同时，其副作用又是以损坏患者部分机体功能并加速其衰老为代价。即使非常先进的现代医学，也并不能从真正意义上治愈疾病，其结果往往是药物的副作用加速了生命体细胞组织的老化。世界卫生组织（WHO）呼吁，要摆脱"对药物的依赖"，拥有真正的健康，就应从增强人体自愈力着手，帮助机体维持并恢复自主健康的能力。这是人类命运的呼唤，也将成为未来医学发展的趋势。

为什么现代医学如此发达，人们的某些病症却仍然难以治疗？医学专家给出的结论是：过度依赖医生与药物，让我们身体的自愈力下降。于是，健康和医学在一定程度上形成了一种恶性循环，我们应该尊重身体自己的规律，充分发挥自愈力的潜能。其中，人类通过显著增强干细胞功能，依靠来自自身的杀灭肿瘤细胞的能力实现康复，是高水平自愈力的典型表现。

现代科学研究指出：自愈系统包括防御系统、应激系统、免疫系统、修复系统、内分泌系统等若干子系统，其中任何一个子系统发生障碍，或者受到外来因素破坏时，自愈系统会调动其他子系统来代偿，使机体维持健康状态。而当其他子系统的代偿能力不足时，人就会生病，或者处于亚健康状态。

需要注意的是，在人体自愈系统的调节过程中，常常以减弱身体某些生理活动为代价，甚至暂时关闭某些机能，减少养分的消耗。因此，这个过程会使人体某些局部表现出一些症状，这其实是一种身体警告，提醒人体出现了某些不平衡。例如，发热可能是提醒人体某些地方有炎症，是自愈系统为了医治人体而做出的有益调节。

自愈系统与生俱来，然而在后天条件下，人类也可以通过多种途径来巩固和提高自愈力。换句话说，自愈力既是天生的，又是可以被激发出来的：①休息。劳累时，休息是恢复体能的最有效方法。俗话说：三分治，七分养。可见养的作用特别重要，这包括充足的休息和有规律的生活。②运动。运动能治愈很多疾病，特别是慢性病。但是需要注意的是要选择适合自己的运动方法。③营养。中医认为：药补不如食补。所以营养对身体很重要，而对于处于恢复中的人体尤其重要。④心态。人是身心统一的动物，身体和心灵组成了人的整体。如果指挥系统出现了问题，身体的各个器官就不能很好地工作。人们要重视、挖掘人体自愈的潜能，制订出适合自己的保健方案。自愈系统的调节包纳了整个人体，其复杂和精密程度是今天的科学技术所不能比拟的。不过，虽然我们不能完全读懂身体的语言，却可以正确认识身体的用意，充分利用自愈力来防病健身。

现代人普遍工作和生活在压力巨大的环境里，思想焦虑、肢体疲劳，膳食结构不合理，噪音、辐射、空气污染以及饮食污染的侵害，吸烟、酗酒和不当用药等因素，使人们处于亚健康状态，罹患恶性疾病的人数节节攀升，巩固和提高自愈力已经成为迫在眉睫的严重问题。

自愈力是生物依靠自身的内在生命力，修复机体缺损和摆脱疾病与亚健康状态的一种依靠遗传获得的维持生命健康的能力。在自愈力进行自我调节的过程中，人体发现哪里有问题就会调节哪里，当然会感到非常不舒服，这种不舒服就是我们平时所说的疾病症状。这其实是为了长远的健康，但很可惜，很多人不理解这种信号，出现了以下不恰当的做法。

1. 一感冒就吃药

不少人一感冒就赶紧吃药，其实身体本身就拥有自然治愈感冒的能力。打喷嚏、咳嗽、流鼻涕和发高烧等可将病菌驱赶出体外。但是长期吃药反而会让身体产生抗药性，降低药物的疗效。

普通感冒病程约需一周，并没有针对性的特效药物，通常说的感冒药只是缓解和控制症状，通过多饮水和休息，以及补充营养也能帮助缓解。

2. 太爱干净

人体免疫系统需要不断经过外界的驯化来逐渐增加对病原体的抵抗力，如果太爱干净，免疫系统就得不到锻炼，久而久之免疫力就会越来越差。有些人平时喜欢用消毒剂洗衣服，其实这种做法也并不可取。家里的卫生做到普通的清洁程度就可以了，不需要一直坚持用消毒水消毒。

3. 一坐就是几个小时

久坐时血管长期处于循环滞慢的状态，会使血液中的脂肪及甘油三酯等含量上升，血黏度升高，血流缓慢，容易形成血栓。同时，久坐还会使肠道蠕动减弱、减慢，粪便中的有害成分包括致癌物在结肠内滞留并刺激肠黏膜，再加上久坐者腹腔、盆腔、腰骶部血液循环不畅，可导致肠道免疫屏障功能下降。

4. 到晚上吃大餐

如果晚餐经常吃得过多、过于油腻，反复刺激胰岛素大量分泌，会造成胰岛素细胞提前衰竭，还可能诱发动脉硬化。

而且晚餐过饱可产生胃胀，对周围器官造成压迫，胃、肠、肝、胆、胰等器官在餐后的紧张工作会传送信息给大脑，引起大脑活跃，并扩散到大脑皮层其他部位，诱发失眠，影响健康。

5. 长期睡眠不足

长时间的睡眠不足不仅会导致工作效率下降，甚至还会危害健康。人的睡眠系统同样要遵循大自然的规律，这个系统一旦紊乱，人不仅不能高效率地工作，还会导致免疫力降低，造成各种疾病的发生。应尽量晚上 10 点之前睡觉，最迟不要超过夜里十一点。

6. 情绪不好

免疫力强弱与人的情绪和心理压力有着很大的关系。乐观不仅能让人生活更积极，还能有效增强免疫力。而情绪紧张、心理压力大的人比乐观开朗的人免疫力会更差一些。面对不良情绪时，要学会及时化解。积极面对生活，这样能防衰老，增强免疫力。

7. 吃得太挑

其实长期挑食、偏食的人往往因营养摄入不全面，导致免疫力差，继而引起许多小毛病。俗话说："鱼生火，肉生痰，萝卜青菜保平安。"要改掉偏食、挑食的不良习惯，均衡膳食。

8. 不爱动

坚持运动能改善身体各系统的调节能力、加快新陈代谢、增强免疫力。经常不运动的人，身体气血运行变慢、肌肉松弛无力，免疫力下降，更容易感染疾病。

其实，医生治病只是激发和扶持我们机体的自愈力，最终治好病的不是药，而是人体本身。包括人体在内的诸多生命体，都存在一个与生俱来、自发作用的自愈系统，从而免于在来自外界的物理、化学、微生物等的侵害中丧失生命力。自愈系统是生物储存、补充和调动自愈力以维持机体健康的协同性动态系统。

人体的自身结构无比复杂精致，各种生理机能彼此协调。人体的保养和维护绝大部分可以自行完成。人体有一种特别的方式，可以表达体内能量的失衡。通过几千年的积累，中医早已掌握了这种语言。而现代科学发现，人体所有的分子和细胞共同构成一个复杂的导电网络，并依靠电流的波动交换信息。很多疾病，其实是可以不药自愈的。大多数疾病与我们的生活习惯及周围环境息息相关，我们只要找到了它们产生的根源，通过提高自愈能力，就能从根本上祛除疾病，达到治病固本的目的。正确使用人体的自愈能力，就等于将健康和幸福握在自己手中。而身心承受的压力和负荷会破坏细胞、组织之间的联结，使人体的自我修复机制无法正常运转，从而引发疾病。健康的生活习惯也能抑制遗传性疾病，即"后天弥补先天"。身心方面的消极因素，无论是生理层面的毒素和病毒，还是情感层面的压力，都会阻塞人体能量的周转，导致细胞和组织的异化，这就是癌症的起源。因此，无论对社会还是个人，"预防"总比"治疗"更经济。

有人统计过，人一生中罹患"重大疾病"的概率是 70%～80%。俗话说"病来如山倒"。但人体在生病前，身体往往会向你发出求救的小信号，我们要及时抓住五脏发出的疾病求救信号，挽救健康。

心脏疾病：心血管疾病是影响人类健康的第一大疾病，全世界死亡人数的1/3 与它有关。心脏发出的"求救信号"包括一活动就心慌气短，经常感到心慌、胸闷，枕头高了才能睡着；睡觉时，平躺觉得胸闷等。心脏病的疼痛多出现在胸口正中的位置，持续数分钟甚至十几分钟，常常牵涉左前臂或左上臂，甚至是嗓子、脖子或者牙齿。这些症状极易被忽视。

肝脏疾病：肝病被称为"最大的隐形杀手"，是因为它在发病初期并没有明显症状。能让我们捕捉到的小信号有：没有食欲、见到油腻食物或闻到油味就恶心欲吐；胃部胀满不适，吃了油腻食物后右上腹疼痛，并连带到右肩或背部；脸发黄、眼黄、皮肤黄、尿发黄；由于胆汁里的胆盐刺激皮肤感觉神经末梢，还会出现皮肤瘙痒；有的患者有手掌发红的现象；还有一种"蜘蛛痣"，呈鲜红色，样子很像蜘蛛，多出现在面、颈、手背、上臂、前胸和肩部。这些现象一般不可能全部出现，但若有一个或两个持续出现，则应引起重视。

胃肠疾病：胃肠疾病最常见的信号就是疼痛。吃饱饭以后疼的现象一般发生在饭后 0.5～2h，疼痛到下次进餐前消失，这一般为胃溃疡。有人在空腹或感到饥饿时胃部疼痛，吃点东西疼痛就可减轻或消失，这一般为十二指肠溃疡。时有胸骨后受阻、停顿、疼痛感，且时轻时重，这可能患有食管炎、食管憩室或早期食管癌。饭后腹部胀痛，常有恶心、呕吐，过去有胃病史近来加重，或过去无胃病近期才出现，且伴有贫血、消瘦、不思饮食，在脐上或心口处摸到硬块。这种情况应高度警惕，因为有可能是胃癌。

肺脏疾病：干咳无痰或痰量很少，一般是急性咽喉炎、支气管炎的初期，一部分肺癌患者也会出现此症状。急性骤然发生的咳嗽多见于支气管内异物。长期慢性咳嗽则见于慢性支气管炎、肺结核等。如果咳痰带血，就要警惕肺癌；咳痰呈黄色，多是肺部或支气管出现感染。肺结核的症状一般是午后低热，同时伴有乏力、食欲缺乏、咳嗽和少量咯血。

肾脏疾病：肾脏的求救信号有尿量的突然变化，表现在生活习惯没改变，但尿量突然增多或减少，或者以前夜尿不多，现在夜间尿频且量多，超过白天尿量，是肾脏功能不良的早期表现。尿液的颜色呈浓茶色、洗肉水样、酱油色或浑浊如淘米水时，都要警惕肾脏问题。尿液有泡沫，尤其是细小不易消失的泡沫，说明尿液中排泄的蛋白质较多。水肿也是肾脏疾病的表现之一，如早晨起床后眼皮或脸部、下肢水肿，活动二十分钟后还不消失。劳累后，这种水肿也会加重。肾病中晚期的表现有疲乏无力、食欲减退、贫血等。

如果我们都能重视这些疾病的信号，及时就医，那么就会使疾病在初发阶段就得到及时的诊治，使身体免受重大疾病的折磨，在提高健康水平的同时，也提高了自己生活的质量。

二、适应

"适应"是一个常用的概念，代表某生物个体或物种群体与环境（包括其他生物种群）间的协调程度，是通过生物个体或物种群体的形态结构、生理功能、行为反应、生活习性表现出来的，适应使其能生存下来并繁殖后代。生物的适应是来自生物自身变异和环境变迁双方面的作用，如鱼的鳃、梭形体形以及鳞片覆盖、鳍与尾的布局、生殖洄游体现了它们对水生环境的很好适应；蜜蜂的口器是它们对蜜源植物花的适应。

适应包含两方面含义：①生物的结构大都适合于一定的功能。例如，DNA分子结构适合于遗传信息的存储和"半保守"的自我复制；各种细胞器适合于细胞水平上的各种功能（有丝分裂器适合于细胞分裂过程中遗传物质的重新分配，纤毛、鞭毛适合于细胞的运动）；高等动植物个体的各种组织和器官分别适合于个体的营养及繁殖功能；由许多个体组成的生物群体或社会组织的结构适合于整个群体的取食、繁育、防卫等功能。在生物的各个层次上都显示出结构与功能的对应关系。②生物的结构与其功能适合于该生物在一定环境条件下的生存和繁殖。例如，鱼鳃的结构及其呼吸功能适合于鱼在水环境中的生存，陆地脊椎动物肺的结构及其功能适合于该动物在陆地环境的生存等。

"适应"作为名词来用，它代表某生物个体或物种群体与环境（包括其他生物种群）间的协调程度，是通过生物个体或物种群体的形态结构、生理功能、行为反应、生活习性表达出来的。"适应"作为动词来用，表示生物物种通过自身形态结构、生理功能、行为反应、生活习性的改变，提高它们对外界环境的协调控制能力，在这里适应的过程便是一个生物进化的过程。应该看到，对于物种群体来说，适应不仅需要表现在生物个体的生存能力方面，同时还要体现在它的生殖繁衍能力上。显然，对于一个对环境高度适应的生物个体，如果缺乏生殖繁衍能力，其对所属物种适应性的提高就不会有任何的贡献。另外，自然要和特定的环境条件联系在一起，因此适应本身就已经具有了与时空的相关性。时间变了，环境也可能变了，原来适应的可能不再适应，而原来不尽适应的也可能其适应性又大大地提高了。因此，生物的适应是来自生物自身变异和环境变迁双方面的作用，环境条件的影响也就成为人们考察生物进化现象的一个重要内容。

适应可能是由一个基因或由多种基因所控制；可能只涉及个别细胞或器官，也可能是整个生物体的适应，可能只是对某一特殊环境条件产生的有利反应。生物有隐蔽色或保护色、恶臭、警戒色、拟态等多种适应形式，最典型的是花对于昆虫采粉的适应：依靠蜜蜂传粉的花都有鲜艳的黄色或蓝色，但极少红色，因为蜜蜂不能识别红色；都有芬芳的香味，都是白天开放，并且常常具有一个供蜜蜂停落的结构。有些动物虽然没有毒刺等武器，不分泌毒物，也没有不好吃的味道，但它们和某些有毒刺、能分泌毒物或不好吃的动物形状相似，使捕食者不敢攻击。

自然界的各种植物、动物只有适应其所处的环境，才能生存。在植物界，植物的形态、构造均有利于其后代的繁衍：虫媒花利用其花蜜和香气吸引昆虫为之传粉受精；风媒花的花粉又轻又小，有利于风的传播；苍耳成熟的果实浑身是刺，很容易沾在动物的皮毛上被"走四方"而传宗接代。在动物界，保护色、警戒色及拟态现象都是动物适应环境的产物。比如，人们熟悉的保护色指的是动物适应栖息环境而具有的与环境色彩相似的、不易被外界发现的体色。警戒色是指某些有恶臭和（或）毒刺的动物或植物所具有的鲜艳色彩及斑纹。这是动物或植物在进化过程中形成的。警戒色可以使敌害易于识别，避免自身遭到攻击。例如，毒蛾的幼虫，多数都具有鲜艳的色彩和花纹，如果被鸟吞食，其毒毛会刺伤鸟的口腔黏膜，这种毒蛾幼虫的色彩就成为鸟的警戒色。拟态指的是一个物种在进化过程中，获得与另一种成功物种相似的外表，以欺瞒捕猎者远离拟态物种，或者是引诱猎物靠近拟态物种。例如，有些美丽的蝴蝶翅膀上的斑点颜色、形状居然与猫头鹰的眼睛十分相似，其目的是在突然展翅显示其斑点时吓走捕食者。蝙蝠在漆黑的夜里飞行，靠的是"超声波"在夜间导航，它们的喉头能发出一种人耳听不到的高频声波，沿着直线传播，一碰到物体就迅速返回来。蝙蝠用耳朵接收这种返回来的超声波，使它们能做出准确的判断，从而引导飞行。鱼在水中游走，为减少阻力，成了纺锤形。

生物都对环境有一定适应性，不然就要被淘汰。比如，鲨鱼是世界上最灵活的动物之一，全身大部分都是软骨。根据化石考察和科学家推算得知，鲨鱼在地球上存活了约 4 亿年，但至今外形都没有多大改变，它的生存能力极强。鲨鱼超强的适应性形成的原因之一是鲨鱼尖锐的牙齿。牙齿是鲨鱼赖以生存的武器，通过不断淘汰替换旧牙让自己的武器更加锐利，永远对周围环境保持高度警觉。因此，不论生存环境如何恶劣，鲨鱼总是能够"战胜敌人，保存自己"。除了人类长期豢养驯化成的家鱼、家禽、家畜外，自由生活在自然界里的动物都被称为野生动物，自然界中的野生动物都有选择适宜生存环境的能力，并繁衍它们的后代，而不适宜的环境，就常常成为限制某些动物生存和分布的条件。尽管自然界中的各种环境要素对于动物的发展具有种种限制，但是动物总会不断地通过适应环境以求得生存。

这种适应通常表现在动物的形态结构、生理机能和行为生态方面的种种特征上。动物对生存环境的适应性是经历了无数代长期的自然选择而形成的。能够存活而延续至今的物种，都是生存竞争中的胜利者，也就是经受了自然淘汰和物种间斗争严峻考验后的"适者"。一只成年的美洲鹰的两翼自然展开后长达 3m，体重达 20kg，是加利福尼亚半岛上的充足食物将美洲鹰养成了这样一种巨鸟，它的锋利爪子可以抓住一只小海豹并将其带上空中。然而，就是这样一种驰骋在海洋上空的庞然大物，竟然能生活在南美安第斯山脉的狭小而拥挤的岩洞里。那里布满了奇形怪状的岩石，岩石之间的空隙仅 0.15m 宽，有的甚至更窄。有些岩石像刀片一样锋利，别说是这样的庞然大物，就是一般的鸟类也难以穿越。那么，美洲鹰究竟是怎样穿越这些小洞的呢？为了揭开谜底，生物学家阿·史蒂文利用现代科技手段在岩洞中捕捉到了一只美洲鹰。阿·史蒂文用许多树枝将鹰围在中间，然后用铁蒺藜做成一个直径 0.15m 的小洞让它飞出来。美洲鹰的速度惊人无比，生物学家阿·史蒂文只能从录像的慢镜头上仔细观看，结果发现它在钻出小洞时，双翅紧紧地贴在肚皮上，双脚直直地伸到尾部，与同样伸直的头部成一直线，看上去就像一截细小而柔软的面条。它是用以柔克刚的方式轻松地穿越了蒺藜洞。显然，在长期的岩洞生活中，美洲鹰练就了能够缩小自己身体的本领。阿·史蒂文还进一步发现，每只美洲鹰的身上都结满了大小不等的痂，那些痂也跟岩石一般硬。可见，美洲鹰在学习穿越岩洞时也受过很多伤，在一次又一次的疼痛中，它们终于锻炼出了这套特殊本领。为了生存，美洲鹰只能将身体缩小，不被狭窄而恶劣的环境所淘汰，就得不断地改变自己的生存方式，来适应不断变化的生存环境。

自古以来对于适应就有目的论和进化论两种解释。C.R. 达尔文第一次用自然选择原理来解释适应的起源，至今仍是最合理地解释了适应起源的学说。在进化论的发展过程中出现过三种不同的适应定义。达尔文在阐述其自然选择原理时曾指出，最适应于环境的个体将存活下来，并将其有利的变异遗传到后代。现代综合进化论改进了达尔文关于"适应"的定义，用能生存下来并繁殖后代来定义适应，同时用繁殖的成功程度来定义适应度，把具有某种基因型的个体的适应度定义为"该个体所携带的基因能传递给下一代的相对值"。有的生态学家认为，"可以利用其他生物不能利用的环境条件的生物是最适者"。以上三种定义合起来就是对适应的全面理解。

英国著名的博物学家、进化论学说的奠基人达尔文所著的《物种起源》一书最早出版于 1859 年。这一划时代的著作提出了生物进化论学说。此后，他对其作品不断地进行修改和补充。达尔文多次在《物种起源》中提出"自然选择"这一观点。直至 1864 年，英国哲学家赫伯特·斯宾赛将达尔文这一观点总结为"适者生存——survival of the fittest"。适者生存，不适者消亡的过程被称作自然选择。达尔文认为，自然选择过程是一个长期、缓慢和连续的过程。由于生存斗争要不断进行，自然选择也要不断地进行，通过一代代的生存环境的选择作用，物种变异被定向地朝着一个方向积累，于是性状逐渐和原来的祖先有所不同，新的物种就这样形成了。经过自然选择也就形成了生物界的多样性，形成了我们今天所看到的地球生物圈。

适应过程可以分为四个阶段：①行动的动机与需求。当个体产生某种需求时，在生理上就引起紧张，如果需求得到满足，则紧张状态消除。一般而言，人类动机具有相当持久性，不达目的决不终止，而且紧张程度与动机强弱成正比。②遭遇阻碍与冲突。在适应过程中，因阻碍而引起挫折，个人对挫折的反应是：或加倍努力以克服障碍，或对挫折的人与物施予攻击，或予以压抑造成内心的苦闷。有时个体也会因两种以上的动机冲突，不知如何取舍。③形成挫折情境。挫折是个体需求或动机遭遇障碍后所引起的一种不愉快的情绪状态。对个人而言，挫折是无法避免的。有时挫折的情境相同，但是对个人所引起的打击和压力，视个体能否忍受而异。心理学家曾试验，将溺水的老鼠救起后，以后溺水可支持更久，重复多次救起，便增强其自我控制能力，再遭遇灾难时，可支持更久。可以设想，对一个绝望的人，若能救他一把，即使只给予喘息的机会，也有帮助。经验可使人抵抗挫折的能力增强，一个经历过挫折的人，便会有较强的适应力。因此，小小的挫折会使人更加警觉，有效地重新检讨，因而可避免遭遇更大的挫折。④产生行为适应。对障碍的适应方式，常因个人的习惯形成一贯的、恒常的反应，且其适应形式早在幼年时即具雏形，直到成年之后，才形成定型的反应方式。

生命的运动与适应是生物体发展的一条自然规律。这个现象在运动生理学中称作"运动与适应"。所谓适应，依《辞海》的说法，"生物在自下而上竞争中适合环境条件而形成一定性状的现象。它是自然选择的结果。"用现代生物学观点看，适应是有机体在和外界环境取得相对恒定的过程中，由于生物力的影响与作用，致使机体在形态结构、生理功能和生物化学等各方面得到发展的一种现象。适应现象的产生是由于运动。运动与适应是生命体存在和发展的两个不可分割、相互联系的一条自然规律。犹如人体参加体育锻炼而获得增强体质的效果一样，都遵从这一规律。

人体参与运动或锻炼想获得适应的效果，还必须遵循一个"长期、持之以恒地参与运动或锻炼"的前提条件。运动适应可分为生理性适应和病理性适应。生理性适应指人体参与活动或运动条件下，由于重复进行肌肉活动，人体在形态结构、生理心理功能诸方面获得了良好的状态，如体质增强了、健康水平提高了，等等。所谓病理性适应是指一般慢性病患者，或患病者在康复期内，通过科学的合理的身体活动或运动，使患者获得疾病治愈和康复的过程。按照传统医学观点，疾病通常是因精气血脉的运行发生障碍或郁滞而产生。正如《吕氏春秋》指出："流水不腐，户枢不蝼，动也。形气亦然，形不动，则精不流，精不流，则气郁矣。"说明人体要经常活动或运动，否则精不流则气郁，气郁就会生病。

适应是有机体想要满足自己的需求，而与环境发生调和作用的过程，是一种动态的、交互的、有弹性的历程。当个人需求与环境发生作用时，若不能如愿以偿，通常会造成两种情形，其一为形成悲观消极心理，其二为从失败中学习适应方法。成功的适应才能增进心理健康，失败就会造成心理不健康和不良人格。适应是生存的一种智慧和方式。从某种意义上来说，适应也是快乐的一种方式。我们无法改变社会和现实，但我们可以改造自己，调整自身去适应和融入新的环境。19世纪哲学家赫伯特·斯宾塞（Herbert Spencer）说，"生命是对内部条件及外部条件的持续适应"。不同层次的生命系统具有不同的结构特征、调节机制和动态模式，其稳定维持的机制也不尽相同。细胞与个体通过复杂的自我更新、适应与调节来维持稳定运行，而种群则在与外部环境永不停息的相互作用中生存、发展与演化。由于个体生长的有限性，任一物种的生长都会趋于一个极限体长，只是到达极限体长的生长轨迹可能略有不同，特别是拐点出现的位置可能不同，这可能反映了物种不同的生存策略。生物不需要也不可能有统一的生长模式，变化的生长模式显然是对自然界千变万化的一种适应。

　　万物经过长期自然选择形成的生态适应，是生物随着环境生态因子变化而改变自身的形态结构和生理生化特性的产物。人与环境相适应，才能取得和谐。这个和谐指的是对立事物之间在一定的条件下具体、动态、相对、辩证的统一，是不同事物之间相辅相成、互助合作、互促互补、共同发展的关系。

第六章　医疗与养生

医疗是用药物、手术等中西医学方法为解除病痛、消除疾病所进行的活动，干预或改变特定生命状态。中医养生的理论与技术基本概括了几千年来医药、饮食、宗教、民俗、武术等文化，兼析生命的奥秘。

医学模式指人们在观察和处理人类的健康与疾病问题时的思想和行为方式，是人们在与疾病斗争以及认识生命过程的实践中形成的对医学的总体认识，其核心是医学观。它既是人们对于医学认识的结果，又是一种医学研究方法。医学模式在医学实践中产生，以观念的形式，高度抽象、高度概括地表现特定时期人们的健康观和疾病观，反映着特定时期医学的总体结构的关系和本质，反映医学研究的领域、方法和目标。医学模式在实践中形成，反过来又以观念的形式影响人们的医学观，进而影响人们的医学思维与医学行动。

医学模式具有如下的基本特征：①医学模式在一定程度上具有独立性，即医学模式与医学水平在发展进化上不完全同步。②医学模式的客观性，即医疗卫生实践必然显示出一定的模式特征，医学模式广泛存在于医疗卫生实践中。③医学模式的稳定与发展，纵观历史上医学模式的更替，医学的重大突破是新的医学模式形成的关键因素，而医学的重大突破往往需要相当长的时间，因此，一定的医学模式在一定的时期内相对稳定；疾病谱及人类对健康需求的改变，要求医学模式有相应的进步和转变。④医学模式的继承性。医学模式的转变及新的医学模式的形成，并非对原来医学模式的全盘否定，而是对医学模式不断完善的过程。医学模式与医学是相互作用的。医学模式的功能及其对医学的作用主要体现在以下几方面。

A）构造功能

医学模式以高度概括的理论框架勾画出医学和医疗卫生工作的总体特征，使人们对医学有一定整体形象的认识，为各种医学研究及卫生工作提供一个总体图像或思想路线。

B）解释功能

医学模式为人们对医学问题（诸如病因等）的解释或认识，提供了简洁明确的理论依据。

C）启发功能

医学模式使医学研究者及医务工作者重点关注医学研究和疾病防治工作的核心环节，以避免轻重倒置。

D）导向功能

医学模式为医疗卫生实践及管理规划出总体原则和方向，使之采用正确的方法和措施，适应社会的需要，提高医疗卫生事业的效益。值得指出的是，只有适应医学科学技术发展以及维护健康需要的医学模式，才能发挥其功能。落后的医学模式则阻碍医疗卫生事业的发展。用自然辩证法中发展和联系的观点看待医学模式的转变，医学模式不是永恒不变的，医学模式的确立和发展是一个不断演变的过程，这个过程既和社会中诸如政治、经济、科学技术、文化等要素的发展密切相关，又与医学自身的社会化程度密切相关。伴随着社会其他要素的发展，伴随着医学日益加快的社会化的进程，医学模式也会不断发生改变。医学模式的转变是随着自然科学技术和自然观的发展而转变，每一次转变都是与当时的历史条件、历史状况相适应的，都体现着辩证发展的过程。

从历史上看，医学模式的历史演变已经经历了神灵主义医学模式、自然哲学医学模式、机械论医学模式、生物医学模式到目前提倡的生物-心理-社会医学模式等几个阶段。生物医学模式在近 400 年中得到了充分的证明，它以理论上的完备、逻辑上的严密否定了神学唯心论、笼统的整体论、机械唯物论对人体健康、疾病现象的解释，为医学实践提供了明确、具体的指导。生物医学模式坚持以事实为依据，坚持以实验观察的方法来认识生命及疾病过程的原因，使医学彻底摆脱了宗教神学和唯心主义观念的束缚，也克服了把生命现象的原因归结为超物质的生命力的活力论的影响。通过对人体的形态结构、生理和病理、病因和发病机制等的深入研究，形成了比较完整的科学体系，深化了对人体结构与功能的认识，发现了多种疾病的病因，揭示了多种疾病的发病机制，建立了大量可靠的诊断治疗方法。

生物医学模式也有其片面性和局限性：疾病谱的改变和医学科学的进展，逐渐暴露出生物医学模式的片面性与局限性。研究资料表明，人类健康与疾病不是由生物因素所能完全解释的，疾病不单纯是由生物因素所致。疾病已由单因单果、单因多果向多因单果和多因多果发展。但是在生物医学模式下，心理因素和社会因素对疾病发生、发展、预后的影响往往被忽略，医疗水平的提高往往并不能完全满足人们恢复健康的需要，患者的恐惧、忧郁、焦虑等不良情绪得不到疏泄，严重影响了临床治疗的效果。1977 年美国精神科医生恩格尔以世界卫生组织（WHO）对健康的定义"健康不仅是没有疾病或虚弱现象，而且是身体上、精神上和社会适应上完好状态的综合表现"为思想根基，提出了生物-心理-社会医学模式，强调医务工作者在实际工作中，必须彻底转变医学模式，提高心理学、社会学在医学科学体系中的地位，这样不仅能够更好地促进人类健康，而且可以有力地打击伪医学在医学领域中的泛滥。基于这种对于生命质量高度重视的新的健康观的形成，也促使医学模式相适应地由生物医学模式逐步转变为现代医学模式，即"生物-心理-社会医学模式"这一新的医学模式的形成和发展。自 20 世纪中期以来，人类的科学实践与科学认识有了长足的发展和进步，特别是关于环境、生态和人与自然协调发展的认识达到了前所未有的高度。现在随着时代的发展，一度先进的"生物-心理-社会医学模式"也逐步暴露其局限性，特别是它无法体现环境与生态研究的新认识和新成果。今后，人们需要的很可能是一种能够包容以上各种医学模式的优点并使之升华的大生态医学模式。

一、医疗

随着科学技术的进步与对生命及疾病本质认识的深入，19 世纪以来医学所掌握的治疗手段有了巨大的进步。古代医学中的药物治疗与手法已经形成了两个十分庞大的学科群，即以内科学为基础的以药物治疗为主的学科群，与以外科学为基础的手术治疗学科群，此外，还出现了物理治疗、放射治疗、核医学诊断、心理治疗、体育治疗、生物反馈、器官移植、医学工程等新的治疗手段。新的疗法还在不断涌现。但就其临床选用各种疗法的目的而言，不外乎三种情况：①除病因。病因治疗又称特效疗法，即治疗目的是消除病因，常可达到根治的目的，被视为较理想的治疗（如用氯霉素治疗伤寒患者和手术矫正畸形等）。②对症治疗。治疗的目的不在于消除病因，而在于解除某些症状，或称姑息疗法。应当说许多疾病在病因未被认识时，所采取的治疗措施都属于对症治疗的范围，如古代医学所采用的导泻、止痛药物及拔火罐、按摩手法治疗等。在现代医学中，虽然有时病因不明或虽已知，但无法消除，或症状本身构成对生命的威胁时，对症治疗就是必要的正确的选择。前者如肿瘤的切除，后者如休克的纠正、器官移植等。③支持治疗。即治疗的目的既不是消除病因，也不是针对某些症状，而是为了改善患者的一般情况，如营养、精神状态的改善等。严格地说，一切治疗都必须以支持治疗为基础，这点容易被医务人员忽略，特别是在精神上对患者的支持。当患者的一般情况不允许接受其他治疗时，支持疗法就具有主要的意义。有时改善患者的一般情况本身就具有治疗意义，如营养不良患者的一些合并症，在改善营养状况后，往往可以自愈。在实际工作中这三种治疗需要结合具体情况灵活选用或联合运用，因病、因人、因时、因地制宜，为患者谋取最大的利益，是一个很严肃的任务，有时还是很复杂的思维过程。治疗效果也是一个临床医生水平高低的主要标志。善于运用身体自愈力自我调养的患者，则康复更快，能在远期效果上对身体真正负责，达到医疗的至高层次。

（一）药物治疗

1. 要谨慎用药

人这一生不可能不吃药，但应首先明白"是药三分毒"的道理。据国家卫生部门的统计，中国每年平均因用药失误而致死的人数多达 19 万人。药物的毒副作用早已成为当今的一个流行话题。我国最早的医学专著《内经》将药物分为大毒、常毒、小毒、无毒。当今不少的人认为中药大多数源于天然的动植物和纯中药制剂，比化学药品的药性平和而安全，总认为不会发生药物毒性作用。其实不然，不少中药也有毒性，甚至含剧毒，如天南星、川乌、草乌、蟾酥等，也能引起过敏或毒性反应，不容忽视。据文献记载，已发现能致死的中草药就达 20 多种，如有大毒的专治类风湿性关节炎的雷公藤，有毒的息风止痉的中药蜈蚣等。在中草药中有一些药物不仅具有毒性，甚至是剧毒，如水银、斑蝥、红砒石、白砒石等。有的生药的毒性还是较大的，如生附子、生半夏、马前子、生草乌、马豆、生南星等。这些药物经过炮制后，虽然毒性大为降低，但若滥用或药量过大，仍然会发生毒性作用，或出现中毒甚至死亡。所以在应用时，应严格掌握剂量。据报道，曾经有位"专家"用附子治疗风湿病，因用药量增加一倍，结果患者命丧黄泉。对中成药任意滥用同样也会发生毒副作用。尤其是服用中成药和注射剂，不像汤药能辨证施治，更须注意。曾有报道一个女孩子长期用牛黄解毒丸治疗脸上的痤疮，结果导致肝肾功能衰竭。

　　西药多为化学合成药品，许多药物都有明显的毒副作用，由于所有的药物都要通过肝脏解毒，受害最明显的往往是肝脏。据报道：服用保泰松超过 4 个星期，可出现明显的黄疸，严重者还可导致肝硬化。日服对乙酰氨基酚片 1.2～6.9g，可引起中毒性肝炎，若超过 15g 时，就必然导致急性肝细胞坏死。使用抗敏药物和氯丙嗪者，部分患者在开始用药的 4 周内出现黄疸。链霉素能严重损害听神经，甚至致聋，其他抗生素如用量不当，也有同样的毒副作用。许多药物对视力有影响，类固醇激素如可的松可引起白内障。磺胺类药物及利尿剂，可引起近视和视力模糊。抗组织胺药影响泪腺对眼的湿润作用。许多药物还可导致精神反常、"药物中毒性精神病"。阿托品类药物能引起躁动不安、口齿不清、意识障碍、幻觉幻听等精神症状，有时突然攻击假设的对象，造成自伤或他伤。激素也可引起患者情绪高涨、兴奋失眠、语言增多，容易激怒、好与人争吵或焦虑不安。

　　有人说："补药无害，多多益善，有病治病，无病强身。"这是误解。人参、党参、黄芪等滋补药，如果滥用乱服同样也可导致毒副作用。例如，有人本来身体健康无病，却因过量服用人参而致"人参滥用综合征"，其主要表现为高血压伴神经过敏、失眠、皮疹和腹泻，甚至出现兴奋和不安定。

　　"药是纸包枪，杀人不见伤"。药可祛病延年，亦可折寿。药能起死回生，亦能立时杀人。谨慎用药应成为我们生活的座右铭。现实生活中，因为经济利益的驱动等原因，很多医生重药剂治疗而轻防治。有时药物也确实可以起到"药到病除"的效果，所以也符合大多数患者的需求。因此，人们已经习惯了生病就求助于医药，而忽视对身体自愈力这个"天然神医"的利用。

　　但是，使用药物的结果往往只是减轻了病痛的"假象"，药物（特别是内服药物）其实也必须通过身体自愈系统的调节起作用。俗话说"是药三分毒"，真正无任何副作用的药物是极少见的，而身体各部分的平衡运行才是健康的终极标准。

　　如果说药物的副作用仅仅是干扰了人体的正常调节，那么长期使用化学药物而产生的耐药性则会使病越治越多，药越来越不好使。耐药性又称抗药性，指病原体对药物反应降低的状态。如果长期使用抗菌药物，一旦应用剂量不足，病原体就通过产生使药物失活的酶、改变膜通透性阻滞药物进入、改变靶结构或改变原有代谢过程而产生耐药性。总之，耐药性严重者，多种抗菌药物都对其失效。

随着抗生素的应用日益广泛，细菌对一些常用药物表现出程度不同的耐药性。越是使用时间长、应用范围广的药物，耐药性就越严重，致病细菌会大量繁殖，正常菌群被破坏，容易引起二重感染。例如，四环素、头孢菌素、氯霉素等可引起细菌间正常菌群平衡的破坏，出现白色念珠菌及抗葡萄球菌的繁殖，引起继发性二重感染，如鹅口疮、霉菌性阴道炎等真菌感染。

除了抗生素之外，止痛药也会造成耐药性，导致慢性成瘾。一些止痛药，患者长期服用就会产生药物依赖，药物越是高效，这种依赖就越严重，其中需要特别注意的是以曲马多为代表的中枢性止痛药。另外，止痛药还会掩盖病情，使病情在不觉中恶化，或者引起很多过敏反应，如哮喘、荨麻疹、过敏性鼻炎等，比如阿司匹林、吲哚美辛就可引起哮喘。近年来临床研究证明，不合理使用二类精神药品也会成瘾，因此，在使用时应该注意。

据报道，德国明斯特大学的调查表明，滥用止痛剂能引起肾脏病。明斯特大学的利宋教授说：在原联邦德国，肾脏病患者中有三分之二是滥用药物引起的，尤其是妇女，偶感头痛或身体不适便服用止痛剂，其实就埋下了祸根。他还说，长期服用止痛剂，会使体内不能制造出输送氧气所需要的足够的血红蛋白，进而便引起肾病以至肾功能衰竭。更为严重的是，滥用止痛药甚至诱发某些肿瘤，会置人于死地。无论是药物的副作用，还是人体由于服药而产生的耐药性，最终都影响了机体的自我修复能力。所以尽管现在的医疗条件很好，各种各样的病症却比以前更多、更年轻化、复杂化。

2. 要科学用药

药品不良反应在临床医疗机构每天都可能发生，任何一种药都有可能发生不良反应。药品不良反应是药物的基本属性，不能完全消除，但可尽量避免。药物用得好，可以药到病除，并使人很快恢复健康；用得不好，不仅于事无补，还可能增添新病，甚至会夺人性命。世界卫生组织资料显示，全世界的死亡病例中，有三分之一是由于用药不当致死。据推算，我国每年因药物不良反应住院的患者达 250 万，药源性疾病的死亡人数为主要传染病死亡人数的 10 倍。我国现有的 180 万聋哑儿童中，有 60%以上是由用药不合理造成的。药物不良反应，轻的称为副作用，重的则称为毒性作用，这就是药源性疾病。药疹、过敏，链霉素与庆大霉素引起的中毒性耳聋，抗肿瘤药物博来霉素引起的间质性肺炎，滥用广谱抗生素造成的伪膜性肠炎，降压药肼屈嗪造成的药物性红斑狼疮等，都是药物引起的疾病。也有"用药不当"的，如因头痛感冒而自服了两片阿司匹林，引起胃肠出血不止，甚至死亡。当然，这种极端病例往往与患者的特殊体质及本身当时的健康状态、是否有消化道或其他系统的疾病有关。

药源性疾病的原因错综复杂，通常分成两类：一类是由药物本身或（和）其代谢物引起，是药物的固有作用增强和持续发展的结果。其特点是能够预测，发生率较高但死亡率较低。例如，退烧药非那西汀，可以引起弥漫性肺泡炎；奎尼丁可使心律失常，发生惊厥；长期服用阿司匹林可导致胃溃疡、胃出血；四环素能使幼儿牙齿发黄；等等。另一类是异常反应，主要是由药物的异常性与患者的特异遗传素质引起，难以预测，常规的毒理学筛选不能发现，虽发生率低，但死亡率却很高，如青霉素过敏、氯霉素造成的再生障碍性贫血、皮质激素导致的青光眼等。容易导致药源性疾病的药物种类也很多，按其发病率统计，依次为抗生素类药物，如青霉素、四环素及氯霉素等；解热镇痛类药物，以氨基比林为典型；镇静安眠类药物，以巴比妥及其衍生物为主。

科学、合理地使用药品，是减少或避免发生不良反应或药源性疾病的关键。患者应认真阅读药品说明书，掌握正确用药方法，用药后一旦出现不良反应要及时到医院就诊。要在医生的指导下选用药物，严格掌握适应证，严格掌握药品的用量、时间、用法；不随意滥用抗生素，疗程中不随意调换药品，用药之前养成查看药品有效期、失效期、批准文号的良好习惯。注意服用方法。例如，对于口服药，应尽量站着服药，多喝几口水，服药后不要马上躺下，以便药物完全进入胃里。大多数药物应当在饭后服用，也有部分药物必须饭前空腹时服用，以利于减少或延缓食物对药物吸收的影响以及对某些药理作用的干扰。服药的途径不同，药物被人体吸收的速度也不一样。不同给药途径的药物吸收速度一般按下列顺序由快到慢：静脉注射、吸入给药、肌内注射、皮下注射、直肠或舌下给药、口服液体药剂、口服固体药剂、皮肤给药。静脉注射的药物经血液循环很快被人体吸收，而涂抹在皮肤上的药物要经过皮肤、皮下组织、静脉血管壁等层层"关卡"才能进入血液循环，因此从用药到被人体吸收的时间较长。

总之，用药时必须在医生或药师的指导下科学合理地进行。有的患者治愈心切，随意自行加大剂量，有的不加选择地使用昂贵药物，有的患者自行停药或更换其他药物、过早停药。这些都十分危险。只有遵循用药规律，才能确保用药安全有效，并使身体早日康复。

（二）手术治疗

手术是指以刀、剪、针等器械在人体局部进行的操作，是外科的主要治疗方法，俗称"开刀"。目的是医治或诊断疾病，如去除病变组织、修复损伤、移植器官、改善机体的功能和形态等。早期手术仅限于用简单的手工方法，在体表进行切、割、缝，如脓肿引流、肿物切除、外伤缝合等。故手术是一种破坏组织完整性（切开），或使完整性受到破坏的组织复原（缝合）的操作。随着外科学的发展，手术领域不断扩大，已能在人体任何部位进行。应用的器械也不断更新，如手术刀即有电刀、微波刀、超声波刀及激光刀等多种。

按手术目的可分为：①诊断性手术。为明确诊断而做的手术。如活体组织检查、开腹探查术等。②根治性手术。一般指肿瘤而言。良性肿瘤完整切除即可；恶性肿瘤根治手术则要求将原发灶与相应区域淋巴结一并整块切除。③姑息性手术。目的是减轻症状。用于因条件限制而不能行根治性手术时。如晚期胃窦癌做胃空肠吻合术，以解除幽门梗阻症状，但肿瘤未能切除。

正规医院手术前要进行术前讨论，对病情与手术方案作全面考虑，做好患者和家属的解说工作，向家属作必要的交代，并签署手术同意书，使医护、患者和家属能更好地理解与配合。术前需做一般和特殊的耐受力准备：①一般准备。包括测定出血、凝血时间，并根据手术性质检查心、肺、肝、肾功能，测定血型和配血。②特殊的耐受力准备，让患者进行适应手术和术后变化的锻炼，如甲状腺手术患者训练肩下垫枕垂头位；多数患者不习惯在床上大小便，术前应予练习。根据具体手术要求进行一些准备性的操作治疗，如结肠、直肠癌手术前 3 天开始口服肠道制菌药物。手术前 1 天理发、沐浴，更换洁净衣服，剃除手术区毛发。再次检查有无体温升高、月经来潮等情况。术前 12h 禁食、术前 4h 应禁止饮水，以防麻醉后呕吐，引起误吸或窒息。③特殊准备。有营养不良、高血压、糖尿病或心、肺、肝、肾功能不良的患者，应根据不同情况进行治疗，达到耐受手术标准后，方能进行手术。如糖尿病患者血糖应稳定在轻度升高状态（100～250mg/dL），糖尿+～+++。需有特殊准备的某些疾病，如甲状腺功能亢进症要求在甲状腺功能亢进基本控制正常后，再服用复方碘化钾溶液 1～2 周，以减少甲状腺的血流量，使腺体缩小变硬以利于手术。

从手术完毕到患者基本上恢复健康的这一段时间为手术后期，需采取各种必要的措施，减轻患者的痛苦，预防和及时处理术后并发症，使患者顺利恢复健康。术后最常见的一般反应有疼痛、发热、恶心、呕吐、呃逆等。①疼痛。麻醉作用消失后，患者开始感觉切口疼痛，24h 内最剧烈，2～3 天后明显减轻，故中、大型手术后 24h 内，可常规肌肉注射哌替啶 50mg 或吗啡 10mg，应安静休息、避免用力活动，以减轻疼痛。②发热。术后开始阶段为组织分解期，特点为轻度发热、不思饮食。一般在 38℃以下，3～5 天恢复正常。若发热持续一周以上或体温不断升高，应考虑并发感染。③恶心、呕吐。常见病因是麻醉反应，待麻醉药物作用消失后即可缓解。若无其他原因，不做特殊处理，但要防止误吸。若伴有严重腹胀，则可应用持续性胃肠减压。④呃逆。术后呃逆可能是神经中枢或膈肌直接受刺激所引起，可采用压迫眶上神经、短时间吸入二氧化碳、胃肠减压、给予镇静药物或针刺等。非腹部手术、全身反应小的，术后即可逐渐恢复饮食；大手术，反应较明显者，需待 1～2 天方可进食。腹部手术尤其是胃肠道手术后，一般需禁食 2～3 天，待胃肠道功能恢复后，开始逐渐从少量流食，到 6～8 天恢复普通饮食。禁食及进少量饮食期间，均需从静脉供给水、电解质和营养。伤口的愈合和瘢痕的出现，都是身体所做的自我修复工作。在人体康复过程中所出现的某些症状，其实是修复工作的一部分。明白了这个道理，在治疗疾病时就不要随意干扰人体的工作，医生和患者应该做的，是修缮局部，促进整个自愈系统的健康发展。

各大医院医生提醒：下述这几种"病"基本不用治！

慢性浅表性胃炎——就是消化不良，调查显示，慢性浅表性胃炎的检出率达 80%～90%。在医院，只要接受胃镜检查，几乎无一例外会得到一个最轻级别的诊断：慢性浅表性胃炎。临床医师很难见到"胃、十二指肠未见异常"的正常胃镜报告。所以，有的人说，几乎大多数人都有慢性浅表性胃炎。胃镜报告中的很多慢性浅表性胃炎，只是功能性消化不良或非溃疡性消化不良，并不是胃黏膜真的有了慢性炎症，完全不需要治疗。

心脏早搏——心脏在正常跳动时，如果提前出现一些跳动，就像是演奏舞曲节奏乱了点，这种情况被称为早搏，没症状不用治疗。早搏本身不是病，多是心脏其他问题的伴随症状。如果早搏是体检查出来的，患者没有任何感觉，也不影响日常生活，这种情况不用治。如果早搏症状明显，影响了日常生活，可以在医生的指导下用抗心律失常药对症治疗。

乳腺增生———一套体检下来，十个女性八个有乳腺问题，乳腺增生。不少女性赶紧跑去问医生乳腺增生会不会癌变、要吃什么药才能"消灭"增生，其实大部分乳腺增生患者根本不用治疗。有些乳腺增生属于正常的生理现象。最典型的莫过于经期引起的乳腺增生，女性月经前乳房会特别不舒服，感觉胀胀的，还有点痛，过了经期，胀痛就突然消失了。乳腺增生是一种良性病变，无特别的治疗方法，极少数会发展为乳腺癌，注意定期复查即可。

宫颈糜烂———"糜烂"一词威力巨大，第一次听到宫颈糜烂这个词，就会想象出"宫颈开始慢慢溃烂、发臭，进而波及整个子宫"的可怕画面。其实，这只是医学名词史上一个大失误。在国际上，"宫颈糜烂"这个名称已经被取消，我国妇科教材也取消了这个称谓。它的真身是"宫颈柱状上皮异位"，属于正常的生理现象。

子宫肌瘤———大多数都相安无事。"瘤"这个词实在太容易让人联想到癌症了！其实，此瘤非彼瘤，子宫肌瘤的瘤是良性的。子宫肌瘤也是妇科体检的"常客"，几乎三分之一的妈妈级人物都会遇到。有些小肌瘤不但没有任何症状，甚至连妇科检查也难以觉察，偶尔做 B 超才发现，只要定期随诊观察即可。如果单个子宫肌瘤直径超过 5cm，属于比较严重的情况，最好及时手术切除。

痔疮———几乎人人都有。俗话说"十人九痔"，据调查，25 岁以上的人群，70%～80%有痔疮；40～50 岁的人群，90%有痔疮。痔疮其实就是"血管性肛管垫"。排便困难、排便次数过多或过少、久坐的人，都容易引发痔疮。只有出现合并出血、肛脱垂、疼痛等症状时，才能称为病，确实已影响工作、生活时，才需要治疗。只要平时无症状，完全可以不用治疗。

骨刺———即骨质增生，是人体的自我保护。大多数人听到有"骨刺"就立即想到拔刺，欲把刺弄掉而后快。骨刺是人体的一种自我保护反应，也不是引起疼痛的主要原因，而且大多数骨刺不用治疗，要治的话就只能治引起骨刺的原发病———骨性关节炎。

飞蚊症———眼睛的正常衰老。随着年龄增加，很多人都会出现飞蚊症。眼前常出现如发丝、灰云、小圈、蚊虫、苍蝇、小黑点、线条，甚至一幅图画等黑影，眼睛本身不痛不红，不影响视力。临床调查显示，60 岁以上的老人，飞蚊症发病率达 60%以上。飞蚊症是因为玻璃体的老化，再加上用眼过度、疲劳等引起的。人在年轻时，玻璃体保持均匀的凝胶状，但到了 40 岁以后，凝胶状玻璃体逐渐变成水样，出现液化空间，随着眼球的转动而摇晃，眼前就会出现黑影。因而，飞蚊症的医学名称是"玻璃体混浊"。大多数飞蚊症患者眼里的小黑点属于"普通蚊子"，是生理性的，不影响视觉机能，完全不用治疗，只要合理保养，慢慢适应，学会对这些"蚊子"视而不见即可。

二、养生

每个人都希望自己拥有健康的身体，可事实上我们却常常被疾病所困扰。为什么会生病？

（一）人与自然的和谐

人与自然有着紧密的关联，故我国传统文化与中医都讲究"天人合一"，人体的变化和自然的变化也有着类似的关联与因果关系。

空气是人类生存所必需，洁净的空气由氮气、氧气、二氧化碳等气体组成，分别占空气成分的 78%、21% 和 0.03%，这三种气体共占空气总量的 99.00% 以上。而随着工业的发展和人类活动的增多，全球每天有数万吨废气排入大气中，按照这个排放量，应该早就改变了空气的组成比例，造成空气质量变差，对人类生存造成极大危害。但事实并非如此，大自然中的植被、雨水、海洋中的海藻都可以净化大气；大气本身也可以通过稀释、氧化、扩散等物理和化学反应进行自我净化；此外，科学家还发现大气中的氧气、水和其他多种物质吸收了太阳照射的能量后，可以生成一种氧化能力相当强的氢氧自由基，能够与大气中的污染物进行反应，净化大气中的烟雾，使得污染气体逐渐消失。

但大气的自我净化能力毕竟有限，如果人类不注意保护环境，把越来越多的有害气体及工业粉尘排放到大气中，那么终有一天大气会无法承受，失去净化平衡能力，大气也就"生病"了。当然，在大气尚未"病入膏肓"时，人们采取相应的补救措施，如控制有害工业气体的排放、广泛植树造林、建立自然保护区、发展生态工程，通过控制和吸纳有害气体，截留灰尘、调节气候等方式，提高大气的自净能力，让大气逐步恢复"健康"。

人体也如大气，如果平时偶尔有暴饮暴食、加班熬夜、抽烟喝酒、负面情绪等影响，借助自身的抵抗力和自愈力，也可以保持一种良好的状态；但当身体的消耗和损害程度都到了严重的地步，人体失去自我调节的平衡，就会生病。

从另一方面来说，生病也是身体给我们的一个信号和反馈，表示自己的身体已达到承受能力的极限了，再也不能继续做那些对身体有危害的事情，要及时制止，并通过补救措施提高身体自愈的能力，避免健康进一步受损。

（二）人与自然的矛盾

身体里有上药三品：精、气、神。俗话说："天有三宝日月星，地有三宝水火风，人有三宝精气神。"这里的"精"指的是构成人体生命的物质基础，分为先天之精和后天之精。先天之精是先天带来的，是父母给的；后天之精是人出生后所吃的各种食物化生的各种营养物质，再由脾胃运化水谷而成。所以，肾被称为先天之本，脾胃为后天之本。先天之精和后天之精是相互依存的，先天之精是生命产生的根本，后天之精则是养生之源，是人活下去的基础。先天之精为后天之精奠定了基础，而后天之精又不断给先天之精以滋养，人体内"精"的充盈与否，直接关系到人的体质和寿命。

关于"气"，含义非常广泛，由于它在人体内的部位不同，名称亦有所不同。气可指"元气"，元气是人生下来、活下去的根本，是肾阴和肾阳的综合体现。元气是存在于人体内的一种精微物质，有推动人体各脏腑组织功能活动的作用，是维持生命的动力。人活着就是不断消耗元气的过程，元气耗尽，人的生命就结束了。

"神"则是人体内在脏腑精气的表现，是人的思想和生命活动的体现。人体与"神"是不可分离的，中医有"得神者昌，失神者亡"之说。人的一切活动，都是"神"在人体发挥作用的表现。

精、气、神三者之间的关系极为密切，气生于精，精的化生有赖于气，气的产生表现了神。对于人体来说，精为身之本，从形成胚胎到人的出生，都是由于精奠定了基础；气是维持生命的原动力，气绝则身亡；神为形之主，人体的一切活动都是在神的支配下进行的。所以说"人有三宝精气神"，这三项中少了任何一项，人的生命都会受到威胁。

既然精、气、神对于人体非常重要，在日常生活中我们应该好好养护。首先，先天之精是出生时就已经注定的，我们无法改变，所以我们要养的是后天之精。后天之精是物质，是食物的精华、水谷精微。要养精，根本的措施就是合理的膳食营养。对于养气来说，首先要重视环境之气。多呼吸天地"清气"，喧闹嘈杂的环境、污浊的空气不利于身体的健康，更不利于养生。对于养神来说，主要是情绪养生的问题。长寿的人，大多心胸开阔、心地善良、性情温和。只有体格强壮，才会显示出朝气蓬勃、充满活力，易于保持乐观向上的积极情绪。总之，精气神是养生的根本，调养精气神的根本目的在于培植身体的固有元气，我们养生的目的也是培固身体的元气，因为元气充足，人才会健康长寿。

第七章　临终与死亡

　　向死而生，从容跨越生命的终点死亡，是人类无可逃脱的宿命，以死亡落幕，人生似乎注定是场悲剧。但亦因人终有一死，琐碎日常才变得弥足珍贵。美国学者迈克尔·R·雷明/乔治·E·迪金森所著《关于临终、死亡与丧亲关怀》(*Understanding Dying，Death & Bereavement*)详细讲述了常人不愿面对的话题——衰老与死亡，梳理了社会变老、临终与死亡的方方面面和发展历程。书中不只讲述了死亡和医药的局限，也揭示了如何自主、快乐、拥有尊严地活到生命的终点；将"善终服务""临终关怀""正视死亡"等一系列作者推崇的理念穿插在故事中，并做出了详尽的说明；书中介绍的应对死亡恐惧的各种观念生动具体，易懂易行；并从心理学、历史学、人类学、哲学等多种角度论证濒死状态、死亡与丧亲关怀，意在帮助读者树立科学死亡观，消除死亡焦虑与恐惧。

一、生老病死

　　生老病死是人一生必经的客观自然规律，谁也无法改变，万物有生就有灭。"生老病死"是人类自然规律，规律是事物内部的、本质的、必然的联系。任何规律都是客观的，规律是由客观事物本身的性质、内容及其所依赖的客观条件决定的，它不以人们的意志为转移，不能为任何人所创造或消灭。自然规律是人力所不可违的。人和有血脉的动物都会有生有死，生生死死是无法抗拒的自然规律。人从生到死的历程就体现在人的生、老、病、死。

　　生——男女之精子和卵子相结合，产生一个新的生命个体。一切可以发育的物体在一定条件下具有了最初的体积和重量，并能发展长大。个体不能选择是做人，还是做鸡马牛羊，生命落在这个世界的时候是什么就是什么了。

　　老——人出生以后，随着时间的推移，人会经历由少到老的一个过程。人有少，就一定会有老，这也是客观规律，自然现象，谁都违抗不了。儿时期盼自己快快长大，可是每天都过得那么慢。到了事业期，怀念儿时的纯真，可是回不去的。老是生物随着时间的推移，自发的必然过程。生理学把衰老看作是从受精卵开始一直进行到老年的个体发育史。病理学认为老是应激和劳损、损伤和感染、免疫反应衰退、营养不足、代谢障碍以及疏忽和滥用积累的结果。从社会学上看，衰老是个人对新鲜事物失去兴趣，超脱现实，喜欢怀旧。

衰老是机体各器官功能普遍的、逐渐降低的过程。整体水平老年人身高下降，脊柱弯曲，皮肤失去弹性，颜面皱褶增多，局部皮肤，特别是脸、手等处，可见色素沉着，呈大小不等的褐色斑点，称作老年斑。汗腺、皮脂腺分泌减少使皮肤干燥，缺乏光泽。须发灰白，脱发甚至秃顶，眼睑下垂，角膜外周往往出现整环或半环白色狭带，叫作老年环（或老年弓），是脂质沉积所致。牙齿脱落，但时间迟早因人而异。在行为方面，老年人反应迟钝，步履缓慢，面部表情渐趋呆滞，记忆力减退，注意力不集中，语言常喜重复。视力减退，趋于远视。听力也易退化。上述情况个体差异很大，如秃顶未必落齿，面皱者也可能精神焕发。

衰老有两种不同的情况，一种是正常情况下出现的生理性衰老；另一种是疾病引起的病理性衰老。衰老是一种自然规律，人们采用良好的生活习惯和保健措施，可以有效地延缓衰老，提高生活质量。千百年来，人们一直在探索健康长寿的奥秘，充满对青春长驻、延年益寿的向往。衰老的实质是身体各部分器官系统的功能逐渐衰退的过程。衰老的最终结果是死亡。

病——病魔无时无刻不盯着每一个人，只要有一个人一不小心防备就会被攻击。病魔甚至连未出世的胎儿，或还咿咿呀呀的婴儿都不放过。人的一生中，最主要的矛盾是身体健康与疾病之间的矛盾。因为人一旦生病，其他的一切工作都得服从于它，其他的工作都不得不停止下来，全力以赴地去医院看病。否则，随着病情的加重，可能使生命终结。人没有选择逃避的权利，只能抗战、应对。认为病是客观规律的人，是抱着一种消极对待人生的态度。

病是人生的非正常状态，非正常现象，是在一定病因作用下自稳调节紊乱而发生的异常生命活动过程，并引发一系列代谢、功能、结构的变化，表现为症状、体征和行为的异常。

疾病是对人体正常形态与功能的偏离，有如健康一样，从不同角度考查可以给出不同的定义。最常应用的定义是"对人体正常形态与功能的偏离"。现代医学对人体的各种生物参数（包括智能）都进行了测量，其数值大体上服从统计学中的常态分布规律，即可以计算出一个均值和95%健康个体的所在范围。

习惯上称这个范围为"正常"，超出这个范围，过高或过低，便是"不正常"，疾病便属于不正常的范围。在许多情况下，这一定义是适用的，如伤寒可以表现为一定时间内体温和血中"伤寒血凝素"（抗体）的增高。但是，正常人的个体差异和生物变异很大，有时这一定义就不适用。如正常人心脏的大小有一定范围，许多疾病可以造成心脏扩大，但对于运动员来说，超过正常大小的心脏伴有心动过缓（慢至每分钟 40 次左右）并非病态；这种偏离正常值属于个体差异。在精神方面，智商大大超过同龄人的是天才，而不是患者。也有人从功能或适应能力来定义疾病，认为功能受损和与环境的协调能力遭到破坏才是疾病的表现，这样可以避免把正常人的个体差异和生物变异误划为疾病。缺氧时才出现症状的镰状细胞贫血，就表现为适应能力的缺陷。对许多精神病患者，特别需要考察其与环境的协调能力。但是适应功能的不良并不一定是疾病，如一个长期缺乏体力活动的脑力工作者不能适应常人能够胜任的体力活动，稍有劳累就腰酸背痛，这不一定是有病。因此有人建议在健康与疾病之间增加一个"无病状态"。

疾病可分为传染性疾病和非传染性疾病。由自体内遗传系统存在疾病基因或环境刺激因素等的作用引发或诱发生命机能发生有害改变，引发代谢、功能、结构的变化，表现为症状、体征和行为的异常，称为非传染性疾病。疾病也可通过药物或手术来减轻或消除。普通疾病的诊断治疗常见而容易。人类遗传病是由受精卵或母体受到环境或遗传等的影响，引起的下一代的基因组发生有害改变产生的疾病。近亲或有血缘关系的夫妇也会生下遗传病患者。

死——生病与正常的功能衰竭是不相同的，死是客观规律，病不是客观规律。人的生与死是一对矛盾，两者相互依存，共同处于一个统一体中，经互相斗争，又同时消亡。一个人出生，就一定会死。人的生与死，是客观存在的。人是一定要死的，因为没有死，就没有了生。生与死是人生的自然规律，这是客观规律，是人力所不可违的。与"生"和"活"相对，死是丧失生命。生老病死是不可抗拒的自然规律，人人都会有这一天，迟早而已。古往今来，无论是帝王将相、英雄豪杰，还是平头百姓、凡夫俗子都无法避免。因此，对待死亡，只能顺应自然，视死如归。每个人只是天地江河，沧海桑田中的一滴水，最终都要回归大海。

人一出生其实就是在走向死亡。人每过一天就是向死亡逼近一步。也许这就是生命的魅力和神秘之处，"人生自古谁无死"是人生一条不可抗拒的客观规律，真正懂得这个道理的人，便会消除对死亡的惧怕，能够泰然处之。死亡作为疾病的一种转归，也是生命的必然规律，但由于生命自然终止而"老死"的只是极少数。

我们每个人从生下来的那一刻开始，便步入了走向死途的过程。一般认为，死亡是最无意义的。但我们在生的过程中就应该去思考死，由对死的叩问，而让自我的生命获得长足的发展，建构出一个健康正确有意义的人生观，使自己的生活更加有价值，做到"生死相长"。首先，死亡的存在以及我们对死亡的沉思，可以让我们意识到生命的有限性，更加珍惜生命中的每一分每一秒，让生命中的每一段都充满内容，留下不可磨灭的印迹。"死"的存在更凸显出"生"的意义与价值；当一个人能够牢牢抓住生活，不浪费人生中的宝贵时光，努力地从事各种创造的活动，珍惜生活中的亲情、友情、爱情、人情，并尽可能多地品尝种种人生的滋味，那么，人们就能在死亡来临之际，毫无恐惧，心安理得，并为自己即将永久地安息和为别的生命之诞生做基础而欣喜不已，达到了"生死两相安"的最佳境界。任何人在"生"的阶段时都应该生机勃勃，奋发努力；死时则会心安坦然，无所牵挂。其次，死亡的存在使我们能够拥有更健康的人生观。在现实生活中，常可看见许多人埋首于求这求那，总以为拥有得越多就越好；在为人处世时，刻薄、吝啬、毫无怜悯心，无所不为。也许他的确成功了，拥有了很多很多，可是他在这个世界上不爱别人，不帮助别人；当然别人也就不会爱他，也就不会帮助他。因此，他在现世的生活就肯定相当的孤独；而当他面对死亡时，他会因为所拥有的一切都将永久地丧失而痛苦万分。人之生死的吊诡性就在于：人们生前拥有得少，死时就丧失得少，其痛苦也就相对要小；人们生前拥有得越多，死时就丧失得越多，按一般的逻辑，痛苦就必然会大。对于那些在人世间一心只知攫取者而言，这一生死的规律实在是太不利了。所以，为了避免死时的更大痛苦，我们有必要对自己的人生观做极大的改变，为了生活和生存，我们当然要去谋生，要去赚钱；但我们不能以赚钱为唯一的人生目的，不能以聚财为全部生活中关注的唯一追求。要明白一个深刻的生死之理：世间的物质性拥有不是人生的一切，甚至不是人生中最主要的东西；人活着时最重要的还是一个情字，是和谐的关系，是温馨的亲情。所以，人们在世间生活，对物质性的东西要拿得起放得下，要以与人和谐生活、爱和助人为乐作为人生中最值得追求的东西，成为实际的生活准则，在生活中自然也能得到他人的爱和帮助，由此便由对死亡的体认而获得了做人的正确立场。

最后，死亡的存在还能让我们拥有更好的人生态度。人们若在日常的生活中，对什么都斤斤计较，不仅执着于自己的，还盯着、渴望取得别人的，哪怕是一点点的损失也无法忍受，吃一点点亏也坚决不干，就会活得累得很，苦得很，无奈得很。如果人们能够从日常的生活中超脱出来，学会由死观生的方法，心胸便会豁然开朗，意识到生到这个世间时，是一无所有地来；而离开这个世间时也将赤条条地去。

二、临终变化

临终指将死。当患者走向他生命中最后一个阶段时，身体都会发生一些转变，家属需要清楚并留意。但并不是每位患者都会有同样的变化，有些症状可能不出现，也不是所有的症状都会在同一时间出现。

吞咽困难，越吃越少。因身体器官功能日渐衰竭，此时患者有吞咽功能减退或拒食等现象，造成患者食量少、无食欲、吃不下或不想吃等，此时患者可能并不会感到饥饿，可能无法消化及代谢食物，所以不要强迫患者进食，以免增加患者的困扰。即使没有进食，也要定时清洁患者的口腔，保持其口腔湿润。

喉声。由于机能的衰竭，患者无力将集聚于喉头部的口腔分泌物吞下或排出，或肺部的分泌物增加，于吐气时发出痰音般的嘎嘎声（痰音在吸气、吐气时都会发生，嘎嘎声只有在吐气时才有，而且声音较明显）。此时如果给患者吸痰也只能缓解几分钟。也可以把患者的头侧转，或抬高床头，会使呼吸容易些。

越睡越多。患者将会逐渐在睡眠上花更多时间，而且不易被叫醒。这是身体代谢改变的结果。注意把握患者清醒的时间，多陪伴他，与其沟通，给予其最大的支持。

视觉、听觉、味觉改变。濒死期由于神经系统机能衰退，患者视力逐渐模糊，目光呆滞，无焦距，目视前方，睡眠时眼睛不能完全闭合，球结膜水肿。多数患者常伴有口干、口苦、吞咽困难、口角发炎及唇裂等症状。听觉是患者最后消失的生理功能，患者常能听到周围的声音，但无力回应或表示。

皮肤的变化。濒死患者因血液循环变慢、周围血管痉挛、极度虚弱、营养不良等原因，以致全身皮肤苍白湿冷，肌肉无光泽、暗淡，松软无弹性或有盗汗现象，四肢末梢冰冷，口唇指甲呈灰白或青紫色，皮肤可出现淤血斑点，身体靠床侧肤色渐深或出现紫斑。

意识改变及烦躁不安。患者对时间、地点、人物的辨别能力降低，回答的话语变得很简单。可以握着患者的手，主动告诉患者日期、时间以及何人在场，会令患者有安全感。有时患者会坐立不安或烦躁，这时先要查看是否存在疼痛、缺氧或膀胱积尿无法排出等生理上的原因，及时处理。但临终阶段的烦躁不安多与心理因素有关，此时家人可以与患者有肢体接触，如紧握他的手，用温柔的声音跟他说话，轻柔的音乐和柔和的灯光也可以令患者平静下来。在需要时，应使用医生处方的药物。

大小便失禁。濒死患者由于血液循环变慢导致肾功能衰竭，表现为尿少而颜色深，甚至尿失禁或尿潴留。胃肠道因蠕动减弱，表现气体积聚于肠胃，患者常感到腹胀与恶心。肛门及膀胱括约肌松弛，患者常出现大小便失禁。这时可使用尿垫或成人纸尿裤，维持患者的清洁与舒适。

出现幻觉。由于血液循环减慢，造成脑部缺氧，患者可能会看见一些其他人看不见的人或事物，如已经去世的亲友，或出现其他幻觉。这时家人要保持镇定，不要恐慌，尽量慢慢地且自信地与患者说话。留意他说话的内容或语气，可能他想表达某些意思。同时，应该用被子或软垫护住床栏或其他部位，以免患者碰撞受伤。

脱水。濒死期患者可能会有临终脱水现象，主要是患者不能再进食和喝水，通常是一种自然过程。

呼吸变化。患者会出现不规律的呼吸形态，张口费力地呼吸，呼吸变浅而且速度加快，或出现 10～30s 呼吸暂停的现象，这是临终患者"呼吸停止"前的一个重要征兆。

三、临终关怀

临终关怀（hospice care）是一种专注于患者在将要逝世前的几个星期甚至几个月的时间内，减轻其疾病的症状、延缓疾病发展的医疗护理。临终患者其实不过是比我们早些面对死亡的人。

临终关怀运动始于英国的圣克里斯多费医院。20 世纪 50 年代，英国护士桑德斯（Saunders）在她长期工作的晚期肿瘤医院中，目睹了垂危患者的痛苦，并决心改变这一状况。1976 年她创办了世界著名的圣·克里斯多福安宁院（St. Christopher's Hospice），使垂危患者在人生旅途的最后一段过程得到需要的满足和舒适的照顾，后人称她是"点燃了临终关怀运动的灯塔"。

世界上许多国家和地区都开展了临终关怀服务实践和理论研究，20世纪70年代后期，临终关怀传入美国，80年代后期被引入中国。

临终关怀是指对生存时间有限（6个月或更少）的患者进行适当的医院或家庭的医疗及护理，以减轻其疾病的症状、延缓疾病发展的医疗护理。临终关怀不追求猛烈的、可能给患者增添痛苦的或无意义的治疗，但要求医务人员以熟练的业务和良好的服务来控制患者的症状。由于临终关怀必然要涉及各种症状的姑息治疗，因此在肿瘤科领域它和姑息治疗往往是同义语。临终关怀是近代医学领域中新兴的一门边缘性交叉学科，是社会的需求和人类文明发展的标志。就世界范围而言，它的出现只有三十年左右的时间。

临终关怀包括以下内容。

A）身体关怀：通过医护人员及家属的照顾减轻病痛，再配合天然健康饮食提升身体能量。

B）心灵关怀：通过理念的建立减轻恐惧、不安、焦虑、埋怨、牵挂等心理，令其安心、宽心，并对未来世界（指死后）充满希望及信心。

C）灵性关怀：回顾人生，寻求生命意义，使患者感到对自己生命的终结有所托付，以平安、平静的思想状态面对死亡。

临终关怀目标是提高患者的生命质量，通过消除或减轻病痛与其他生理症状，排解心理问题和精神烦恼，令患者内心宁静地面对死亡。同时，临终关怀还能够帮助病患家人承担一些劳累与压力。临终关怀不同于安乐死，它既不促进也不延迟患者死亡。其主要任务包括对症治疗、家庭护理、缓解症状、控制疼痛、减轻或消除患者的心理负担和消极情绪。所以临终关怀常由医师、护士、社会工作者、家属、志愿者以及营养学和心理学工作者等多方面人员共同参与。

举例来说，临终阶段的癌症患者除了生理上的痛苦之外，更重要的是对死亡的恐惧。美国的一位临终关怀专家就认为"人在临死前精神上的痛苦大于肉体上的痛苦"，因此一定要在控制和减轻患者机体上的痛苦的同时，做好对临终患者的心理关怀。患者进入濒死阶段时，开始为心理否认期，这时患者往往不承认自己病情的严重，否认自己已病入膏肓，总希望有治疗的奇迹出现以免于死亡。当患者得知病情确无挽救希望，预感已面临死亡时，就进入了死亡恐惧期，表现为恐惧、烦躁、暴怒。当患者确信死亡已不可避免，而且瞬间即来，此时患者反而沉静地等待死亡的来临，也就进入了接受期。一般说来，濒死者的需求可分三个水平：保存生命，解除痛苦，以及没有痛苦地死去。因此，当死亡不可避免时，患者最大的需求是安宁、避免骚扰，亲属安静随和地陪伴，随时给予精神安慰和寄托，并尽量满足患者对美（如花、音乐等）的需要，或者某些特殊的需要，如写遗嘱，见最想见的人，等等。患者亲属都要尽全力给予患者精神上的安慰和照料，使他们无痛苦地度过人生最后时刻。

临终关怀首先以照料为中心。对临终患者来讲，治愈希望已变得十分渺茫，而最需要的是身体舒适、控制疼痛、生活护理和心理支持，因此，从医学的角度上讲，其目标已经由治疗为主转为对症处理和护理照顾为主。其次，临终关怀要维护人的尊严。患者尽管处于临终阶段，但个人尊严不应该因生命活力降低而递减，个人权利也不可因身体衰竭而被剥夺，只要未进入昏迷阶段，仍具有思想和感情，医护人员应维护和支持其个人权利；如保留个人隐私和自己的生活方式，参与医疗护理方案的制定，选择死亡方式等。最后，还要提高临终生活质量。有些人片面地认为临终就是等待死亡，生活已没有价值，患者也变得消沉，对周围的一切失去兴趣，甚至有的医护人员也这样认为，并表现出面孔冷漠，态度、语言生硬，操作粗鲁，或不知该如何面对患者等尴尬的状况。临终关怀认为：临终也是生活，是一种特殊类型的生活，所以正确认识和尊重患者最后生活的价值，提高其生活质量，是对临终患者最有效的服务。

四、死亡过程

生命的本质是机体内同化、异化过程这一对矛盾的不断运动；而死亡则是这一对矛盾的终止。人体内各组织器官的同化、异化过程的正常进行，首先需要呼吸、循环系统供给足够的氧气和原料。中枢神经系统耐受缺血缺氧的能力极差，一旦呼吸、心跳停止，可以立即引起死亡。我们平常讲的复苏是先用人工的方法代替呼吸、循环系统的功能，然后再进一步采取措施，恢复有效的自主呼吸和心跳，从而保证中枢神经系统的代谢活动、维持正常生理功能。同时，积极纠正体液内环境的紊乱，使组织细胞有稳定的代谢环境，也是十分必要的。通过复苏抢救，重建体内同化、异化这一对矛盾的动态平衡，才能恢复机体的生命活动，逐步恢复健康。

人类的死亡原因绝大部分为疾病。因病死亡的原因大致可分为三类：一是由于重要生命器官（如脑、心、肝、双侧肾、肺及肾上腺等）发生了严重的、不可恢复的损害；二是由于长期疾病导致机体衰竭、恶病质等以致代谢物质基础极度不足、各系统正常机能不能维持；三是重要器官没有明显器质性损伤的急死，如失血、窒息、休克、冻死等。

死亡是一个过程，在医学上划分为以下三个阶段。

1. 濒死阶段

指死亡前出现的垂危阶段，机体各系统的功能、代谢发生严重障碍，脑干以上的中枢神经系统处于深度抑制，意识模糊或丧失，反射迟钝或减弱，血压降低，心跳和呼吸微弱，各种功能活动变得愈来愈弱。

2. 临床死亡阶段

心跳和呼吸停止，反射消失，延髓处于深度抑制状态。此时组织细胞仍进行着微弱的代谢活动，生命活动并没有真正结束，如采取恰当的紧急抢救措施，尚有可能复苏成功。

3. 生物学死亡

是死亡过程的最终不可逆阶段，中枢神经系统及其他各器官系统的新陈代谢相继停止并出现不可逆性变化。此时，某些组织虽在一定时间内仍可有极为微弱的代谢活动，但整个机体已不可能复活。随着生物学死亡的发展，尸体相继出现尸冷、尸斑和尸僵，最后腐败、分解。

（一）脑死亡

历史上人们习惯把呼吸、心脏功能的永久性停止作为死亡标志。随着医疗技术的进步，心肺复苏术的普及，一些新问题产生了，它们冲击着人们对死亡的认识。自主呼吸停止后，仍能靠人工呼吸等措施在一定时间内维持全身的血液循环和除脑以外的各器官的机能活动。这就出现了"活的躯体，死的大脑"这种反常现象。众所周知，脑是机体的统帅，是人类生存不可缺少的器官。一旦脑的功能永久性停止，个体的一生也就终结。这就产生了关于"死亡"概念更新的问题。"脑死亡"的概念逐渐被人们所接受。医学界把脑干死亡 12h 判断为死亡，因为完整中枢神经系统目前尚无法移植。值得注意的是，自脑死亡作为死亡标志新概念提出并渐被公认后，死亡过程及分期尚需重新探讨。

脑死亡的定义为脑功能不可逆性的永久性停止，包括以下内容。

大脑功能的停止：除运动、感觉之外，思考、感情等精神活动功能，即意识也都永久性丧失。脑电波消失。如果脑干功能尚存，有自发呼吸，则不能称为脑死亡，只能说是处于"植物状态"。

脑干功能停止：脑干有网状结构、脑神经核、延髓血管运动中枢、呼吸中枢等重要结构。因此，脑干功能丧失意味着上述结构功能停止。网状结构功能丧失导致昏迷，脑神经功能丧失则引起对光反射、角膜反射、眼球反射、前庭反射、咽反射、咳嗽反射的消失；延髓功能停止，则自发呼吸停止，血压急剧下降，直至脑死亡。

目前关于脑死亡的判断标准尚未统一，但大多数是根据意识、呼吸、反射、脑电图等方面进行判断。美国神经学学会发布了脑死亡确定指南（*American Academy of Neurology Guidelines for Brain Death Determination*）作为临床医生诊断脑死亡的参考标准。

（二）临床评估（神经病学方面）

1. 昏迷

患者必须具有对所有刺激没有任何反应的证据。如眼睛对有害的刺激没有反应，不能张开，眼球不能运动，没有脊髓反射，没有运动神经反射。

2. 没有脑干反射

两只眼睛的瞳孔对光反射消失；经仪器测试每只眼睛在 1min 内没有眼球运动（两只眼睛的测试间隔为几分钟）；用纸巾或棉签接触角膜缺乏眼睑运动；缺乏脸部肌肉运动；缺乏咽部及气管反射。

3. 呼吸暂停测试

缺乏呼吸驱动（用二氧化碳测试）。

常见的脑死亡实验室确认试验，包括脑血管造影、脑电图、经颅多普勒超声及脑闪烁显像（cerebral scintigraphy）。指南对实验结果及其分析均有详细的解释。

五、有尊严地离开世界

死亡不是件快乐的事。人没权利决定出生，却在某些情况下有权力决定死亡，这显示了作为人的尊严。死亡是件庄严的事情，所以死也要死得美丽、死得体面一点。

（一）安乐死

安乐死［希腊语：ευθανασία；英语：euthanasia，eu 意"好"，thanasia 衍生自死神塔那托斯（Thanatos）］，有"好的死亡"或者"无痛苦的死亡"的含意，是一种给予患有不治之症的人以无痛楚，或更严谨而言"尽量减小痛楚地"致死的行为或措施，一般用于个别患者出现了无法医治的长期显性病症，因病情到了晚期或为不治之症，对患者造成极大的负担，不愿再受病痛折磨而采取了结生命的措施，经过医生和患者双方同意后，为减轻痛苦而进行的提前死亡。目前医学界对安乐死并无统一的定义，一般可分为以下两种。

A）主动安乐死（active euthanasia），按患者要求主动为患者结束生命（如静脉注射）。

B）被动安乐死（passive euthanasia），被动安乐死是按患者意愿停止疗程（例如，除去患者的维生系统或让患者停止服药），使其自然死亡。

安乐死在世界各国一直是个有争议的话题。长期以来人们一直认为，求生是人的一种基本本能，而现在的精神分析学家却发现：求死也是人的一种本能。人从诞生之日起就自发地具有死亡本能。死亡本能旨在使人回到生命诞生之前的无机状态。一切生命皆起源于无生命的无机物，而死亡本身的终极目的就在于使生命回复到无生状态。虽然人的生殖本能保证了生命的延续，但死亡本能的存在，却表明了任何生物个体都不能长生不死，并暗示宇宙中的生命现象有可能回到无机状态或死寂状态中去。因此，当一个身患绝症、痛不欲生、濒临死亡的人提出安乐死要求时，反对安乐死的人只看到人类的求生本能，据此认定，他仍只有求生的欲望，他在痛不欲生时提出安乐死要求是不真实的。这种观点有点偏颇。

生命质量理论和生命价值理论认为，尊重生命固然是人道主义的基本原则，但人道还包括爱护人、关心人、尊重人的价值和权利。有人提出，"一个人的生命应当受到保护这是非常正确的，但这只是就一般的情况而言。在患者身患绝症、濒临死亡又痛苦难忍的情况下，一味把生命看成是第一目的，从而想方设法延长患者的生命，这除了延长患者的痛苦以外能给他带来什么呢？在这样的情况下，是安乐死更符合人道主义，还是让病魔大施淫威，慢慢折磨着、吞噬着患者的生命更符合人道主义？"显然，前者更符合道德。关闭已发生脑死亡的患者的呼吸器，肯定不是伤害患者，不去抢救一个已没有生存希望的严重畸形的新生儿也不是不善待生命。我们让患者饱受病痛的折磨，将我们自认为的高尚情感建立在他们的病痛之上是另一种残忍，况且安乐死是为患者着想，是为了生还无望已成定局、即将死去的人，而不是为还将活下去的人。当这些人提出选择死亡时，实际上是死亡已选择了他们。

生命权应当属于人类自己。每个人都有要求生存的权利，但是，人是否有死亡的权利？这就变成了众说纷纭的难题了。1992年，在加拿大的一个听证会上，患了绝症后，一直争取安乐死合法化的罗得里格斯太太临终前呐喊和抗争："各位先生，我想问问你们，若我不能批准自己去死，那我这个躯壳的主人是谁呢？究竟我的生命是谁拥有的呢？"

对安乐死的态度涉及哲学上的生死观，自古以来人们都认为生命是至上的、神圣的，所谓"人命关天"，生命是一切的源泉，没有生命，一切无从谈起。在许多宗教教义中，生命是神圣的，人类的一切命运都是上天安排好的。例如，佛教对不出家而持一定戒律的居士也有五戒予以约束，其中一条就是不杀生。基督教圣经的《旧约》也写道，凡事都有定时，生有时，死有日；人的寿命是上帝预先规定的。基督教是西方文化的价值底蕴，西方文化是在基督教的熏陶下发展起来的。因而生命至上的观念左右着西方许多人的生死观，如康德就强调"人并不因为痛苦而获得处置自己生命的权利"。在中国，也存在着同样的理念："生死由命，富贵在天"，"身体发肤，受之父母，不敢毁伤，孝之始也"，"好死不如赖活着"，等等。

反对安乐死的人认为，人道的基本原则是尊重生命，而安乐死则是将尚未死亡的人人为地剥夺生命，因而是违反人道的。综观世界各国法律、道德、舆论和风俗习惯，对痴呆、伤残，乃至各种濒临死亡的人普遍采取极其宽容的态度，这是人道主义精神在全人类中的普遍体现。而且，如果承认安乐死的合法性则给他人的生命带来一种危机感，会给人类中的老弱病残群体带来恐慌，他们会认为，他们的末日会随着安乐死的合法化而来临。在西方社会反对安乐死的人中，相当一部分便是老人或病患者。荷兰曾经搞过一个调查，"47%住在自己家里的老人和 93%住在老人护理院里的老人反对主动安乐死"。有人认为，有关生命的伦理原则是尊重生命，尊重生命是善良的、道德的，否则就不是。任何人都无权通过任何方式和理由来剥夺他人的生命。换句话说，子女和家属对于父母或亲人的任何绝症，只应该陪守到底，决不能催其早死，否则，不孝的罪名将永远也赎不清。

由此可见，安乐死的话题牵涉到文化、伦理、道德、宗教、社会制度等太多的方方面面。是否执行安乐死，只有靠法律解决。有些国家法律规定，当一个面临死亡并挣扎在难以忍受的肉体痛苦中的人要求"安乐地死去"时，他人出于道义考虑，用致死的手段伤害其生命，被认为是合法的行为。目前已立法容许安乐死的国家和地区有荷兰、比利时、卢森堡、瑞士，以及美国的俄勒冈州、华盛顿州和蒙大拿州等地。根据日本法律规定，具备下列条件者构成安乐死：第一，从现代医学知识和技术看，患者患不治之症，且逼近死亡。第二，患者痛苦之剧烈达到令人目不忍睹的程度。第三，安乐死行为必须专为减轻患者的死亡痛苦才得执行。第四，需要本人意识神志清楚地真诚委托或同意。第五，原则上必须由医师执行。第六，执行方法必须在伦理上是正当的。

可以预见，有关安乐死的争论还会长期进行下去。

（二）尊严死

尊严死（death with dignity），是一种自然死，即不再做延命医疗措施，任由患者死亡。

尊严死是遵从自然规律，通过本人事先签署的生前预嘱，在生命末期按照尽量自然的方式，有尊严地离世，不仅是对生命的最大尊重，也能让医务人员和家属在处理这类问题时，产生心理上的崇高感和强烈的道德伦理要求。

一个走到生命尽头的人，不能安详离去，反而要忍受心脏按压、气管插管、心脏电击以及心内注射等惊心动魄的急救措施。即使急救成功，往往也不能真正摆脱死亡，而很可能只是依赖生命支持系统维持毫无质量的植物状态。那么，有没有一种保持临终尊严的办法呢？"生前预嘱"（living will）正在帮助人们实现这种愿望。

生前预嘱最简短的定义就是人们事先,也就是在健康或意识清楚时签署的,说明在不可治愈的伤病末期或临终时，要或者不要哪种医疗护理的指示文件。通过填写生前预嘱使人们根据个人意愿，自主选择在临终时是否使用呼吸机等人工生命支持系统延缓死亡。生前预嘱帮助人们以接近自然死亡的方式追求更多的临终尊严。这种建立在个人知情同意权基础上的死亡方式，也是缓和医患矛盾的良药。死亡是所有生命的归宿，所以其最大受益者实际上是全体公民。

随着我国社会和经济发展，人们对生命质量日益重视，"尊严死"也会日益深入人心。

尊严死具有与安乐死相对立的自然死的含义，尊严死指的是一种在患者进入不可逆转的生命末期，也就是俗称的弥留之际时，不做过分的治疗，不做无谓的依赖医疗器械的技术支持，而是用安宁缓和的治疗方式给患者以临终关怀，最大限度地减轻他们的痛苦，让他们自然而有尊严地离开这个世界。

通过生前预嘱实现尊严死，是目前世界范围内比较普遍的做法。美国加利福尼亚州早在 1976 年 8 月就开始通过立法实现生前预嘱达成的尊严死。目前这种通过生前预嘱，实现尊严死的做法，已经相继在北美、欧洲、新加坡、韩国，我国台湾和香港等地区逐步普及。它的核心价值就在于让那些愿意保持尊严死亡的个人，哪怕是极少部分人能够做到尊严死。因为在生命末期，放弃无谓的人工生命支持系统也是人的一种基本权利。

相对"安乐死"而言，"尊严死"一词使用更为普遍，其含义也略有不同。"尊严死"仅指放弃给患者治疗、任由患者自然死亡的"消极的安乐死"，而不包括注射药物帮助患者死亡的"积极的安乐死"。美国引起尊严死的争议源于卡伦·柯因兰（Karen Quinlan）事件。一位二十岁的女孩参加朋友的生日聚会，喝鸡尾酒后昏迷不醒，没有恢复，所以其父母希望医院不再进行延命医疗措施，医院和法院都不同意。最后，卡伦的父母作证她生前的如此意思表示，法院方才同意以隐私权的保障为由，将终止医院措施的决定权从医院收归法院。此事发生之后，美国各州才开始对尊严死进行立法。当今美国大部分州都有关于尊严死的立法。

韩国最高司法机关大法院 2009 年 5 月 21 日做出裁决，命令延世大学一家附属医院摘除一名 77 岁女植物人金某身上的维持生命仪器。当日韩国最高法院首次判定可以尊重植物人患者的意愿或观念，停止延命治疗，任由患者死亡。韩国媒体认为，在韩国一直备受争议的"尊严死"因此有望实现合法化。韩国主流媒体支持这一判决，认为这一终审判决将使韩国进入"新的死亡文化"的时代。2009 年 6 月 10 日，院方召开会议正式决定接受法院判决，为患者摘除呼吸机，实施韩国首次"尊严死"。

除美国外，其他法制先进国家对于"尊严死"的立法态度尚趋谨慎。究其原因，除各国文化、社会、宗教等国情不同的复杂问题外，主要应在于伦理上的问题，即"承认尊严死，不仅将导致因保护生命的堤防溃决而跨出对于轻视生命之易滑坡道的第一步"。而且，尊严死能视为缩短生命的措施，亦无法否定刑法上杀人罪或参与自杀罪的疑问。

总之，安乐死是提早结束人的生命——在他意识很清楚的时候就结束他的生命。而尊严死一般来说只是不再采取医疗措施了，让患者自然死。从这个意义上说，尊严死就是自然死。它有别于安乐死。

六、留给世人的最后贡献

这个世界有太多的不公平，但唯有死亡是每个人的必经之路。"黄泉路上无老少"，夜宿街头的流浪汉与日掷千金的富豪都得走上这条不归路。人生就像写文章，每个人的开头可能不同，但人们每天都在消耗生命，以换取维持生命的条件。到最后，幸福的人带着无限的眷恋，苦恼的人带着不尽遗憾，也都不免以离开人间的方式给这篇文章画上句号。这大概就是庄子所说"方生方死，方死方生"的一种解释吧。

"死去元知万事空"（宋·陆游）。遗体的处置是个体死亡后唯一要做的事情。"厚养薄葬"是一种注重实际的文明行为，也是对父母长辈一种重要的孝道体现。火葬、海葬、树葬、鲜花葬，人们采用越来越文明的方式或遵从逝者的意愿处置遗体。在现代文明社会中，在科技高度发展的时代，如果一个人在个体生命完结之后仍然想为活着的人们服务，"遗体捐献"及与"遗体捐献"相关的"眼角膜捐献"则是一种非常高尚的选择。

遗体捐献，是指此人生前自愿表示在死亡后，由其执行人将遗体的全部或者部分捐献给医学科学事业的行为，以及生前未表示是否有捐献意愿的自然人死亡后，由其家属将遗体的全部或部分捐献给医学科学事业的行为。

人死了之后，身体对本人来说是没有意义的，而遗体捐献却有具体意义。遗体的用途主要有三个：医学教学、病理解剖和器官移植。器官移植如角膜移植、肝移植、肾移植、心脏移植等。目前，医学教育中的人体解剖，以及临床人体器官移植等都需要大量的遗体来源。医学上，把提供给患者的器官称为"供体"，供体短缺是移植手术最大的障碍之一。

供给器官的人自己离开了世界还继续为社会为人类做贡献，这本身就是具有一种很高的社会道德，而通过器官移植使自己的生命光辉又照亮别人的生命，如失明的患者接受角膜移植后马上重见光明，又何尝不是逝者生命的延续呢？

"遗体捐献"有利于解剖科学和医学教学事业的发展，对社会医疗卫生事业有着极大的贡献。对个人来说，遗体捐献是种高尚人格的体现，是对自身对社会乃至对自然的一种科学的态度和价值观。

志愿捐献遗体供医学教育、科学研究，对于弘扬无私奉献、移风易俗、殡葬改革、促进精神文明建设有着十分重要的意义。遗体捐献是一项社会公益事业，从严格意义讲也是一种赠与行为。2000 年 12 月 15 日，上海市人民代表大会审议通过了《上海市遗体捐献条例》，是我国第一部关于遗体捐献的法规。《上海市遗体捐献条例》规定，自然人生前有意愿的，可委托执行人捐献遗体。执行人可以是捐献人亲属或者同事、好友等，也可以是捐献人生前所在单位或街道等机构。对生前未明确表示不同意捐献遗体的死者，其近亲属可全部或部分捐献遗体用于医学科学事业。如果近亲属之间意见不统一，登记机构不得办理捐献手续。21 世纪以来，我国有更多的城市成为将遗体捐献纳入法制化管理的城市。

"最初的诞生和最后的死亡一样，都是人生的必然；最初的晨曦和最后的晚霞一样，都会光照人间"。那些已经捐献遗体的逝者和准备捐献遗体的世人都值得我们肃然起敬。

人和生物从生到死是一个连续的统一体，都会经历生长、衰老、伤病和死亡的过程。人生是短暂的。这短暂的人生恰又处在无限的宇宙之中，"逝者如斯夫"，时间的飞快流逝使人们对瞬息万变的无限宇宙充满憧憬和遐想；对自身生命的变化和生老病死也产生了种种疑虑与期待。

参考文献

安德鲁·韦尔. 2014. 自愈力. 荀寿温译. 北京：北京出版社.

恩格斯. 1957. 自然辩证法. 曹葆华，于光远，谢宁译. 北京：人民出版社.

卡斯蒂廖尼. 2003. 医学史. 程之范译. 桂林：广西师范大学出版社.

刘虹，张宗明，林辉. 2004. 医学哲学. 南京：东南大学出版社.

洛伊斯·N. 玛格纳. 2002. 生命科学史. 李难，崔极谦，王永平译. 天津：百花文艺出版社.

吕国蔚. 1991. 生物医学理论教学中科学思维的训练. 医学教育，9：21-24.

吕国蔚. 1993. 唯物辩证法对神经科学研究的指导作用. 首都医科大学学报，1（增刊）：37-40.

吕国蔚. 1994. 辩证地去思考——科学思维的主旋律. 生理科学进展，25（1）：6-11.

吕国蔚. 1994. 辩证地去验证——科学发现与证明的辩证法. 首都医科大学学报，1（增刊）：
  21-23.

吕国蔚. 2009. 生物医学研究方法学. 北京：人民军医出版社.

吕国蔚，崔燕宁，李思颉. 2016. 适应论：关乎人生与生老病死. 北京：科学出版社.

吕国蔚，余承谋. 2016. 健康向左 疾病向右. 北京：科学出版社.

培根. 2014. 培根论人生. 吉喆译. 南京：江苏人民出版社.

杨玉昌. 2014. 哲学与人生. 北京：知识产权出版社.

Adolph EF, Hoy PA. 1963. Regulation of electrolyte composition of fetal rat plasma. Am J
  Physiol, 204: 392-400.

Adolph KE, Franchak JM. 2017. The development of motor behavior. Wiley Interdiscip Rev
  Cogn Sci, 8(1-2): 10.1002/wcs.1430.

Amornsiripanitch N, Hong S. 2010. Complement factor H autoantibodies are associated with
  early stage NSCLC. Clin Cancer Res, 16(12): 3226-3231.

Bannister CA, Holden SE. 2014. Chitosan thermogels for local expansion and delivery of
  tumor-specific T lymphocytes towards enhanced cancer immunotherapies. Diabetes Obes
  Metab, 16(11): 1165-1173.

Barron DH. Observations on the placental exchange of the respiratory gases in pregnant ewes at
  high altitude. Q J Exp Physiol Cogn Med Sci, 47: 74-92.

Beall CM, Cavalleri GL. 2010. Natural selection on EPAS1 (HIF2alpha) associated with low hemoglobin concentration in Tibetan highlanders. Proc Natl Acad Sci U S A, 107(25): 11459-11464.

Bergeron M, Gidday JM. 2000. Role of hypoxia-inducible factor-1 in hypoxia-induced ischemic tolerance in neonatal rat brain. Ann Neurol, 48(3): 285-296.

Bigham AW. 2021. Genome-wide epigenetic signatures of adaptive developmental plasticity in the andes. Genome Biol Evol, 13(2): evaa239.

Brahmer JR, Tykodi SS. 2012. Safety and activity of anti-PD-L1 antibody in patients with advanced cancer. N Engl J Med, 366(26): 2455-2465.

Britten CM, Shalabi A. 2021. Industrializing engineered autologous T cells as medicines for solid tumours. Nat Rev Drug Discov, 20(6): 476-488.

Bushey RT, Moody MA. 2016. A therapeutic antibody for cancer, derived from single human B cells. Cell Rep, 15(7): 1505-1513.

Campa MJ, Gottlin EB. 2015. Complement factor H antibodies from lung cancer patients induce complement-dependent lysis of tumor cells, suggesting a novel immunotherapeutic strategy. Cancer Immunol Res, 3(12): 1325-1332.

Chang CH, Qiu J. 2015. Metabolic competition in the tumor microenvironment is a driver of cancer progression. Cell, 162(6): 1229-1241.

Chao M, Wu H. 2016. A nonrandomized cohort and a randomized study of local control of large hepatocarcinoma by targeting intratumoral lactic acidosis. Elife, 5: e15691. doi: 10.7554/eLife. 15691.

Chapuis AG, Desmarais C. 2017. Tracking the fate and origin of clinically relevant adoptively transferred CD8 + T cells *in vivo*. Sci Immunol, 2(8): eaal2568.

Chen LL. 2016. The biogenesis and emerging roles of circular RNAs. Nat Rev Mol Cell Biol, 17(4): 205-211.

Chen W, Hill H. 2016. Targeting renal cell carcinoma with a HIF-2 antagonist. Nature, 539(7627): 112-117.

Chen Y, Ginis I. 2001. The protective effect of ceramide in immature rat brain hypoxia-ischemia involves up-regulation of bcl-2 and reduction of TUNEL-positive cells. J Cereb Blood Flow Metab, 21(1): 34-40.

Chen YT, Scanlan MJ, Sahin U, et al. 1997. A testicular antigen aberrantly expressed in human cancers detected by autologous antibody screening. Proceedings of the National Academy of Sciences, 94(5): 1914-1918.

Clinton M Jr, Thorn GW. 1946. Studies on altitude tolerance; studies on normal human subjects;

effect of repeated short exposures to reduced atmospheric pressure. Bull Johns Hopkins Hosp, 79: 70-89.

Coley WB. 1936. The diagnosis and treatment of bone sarcoma. Glasgow Med J, 126(2): 49-86.

Colis LC, Woo CM. 2014. Inactivation of the human papillomavirus E6 or E7 gene in cervical carcinoma cells by using a bacterial CRISPR/Cas RNA-guided endonuclease. Nat Chem, 6(6): 504-510.

Courtney KD, Ma Y. 2020. HIF-2 Complex dissociation, target inhibition, and acquired resistance with PT2385, a first-in-class HIF-2 inhibitor, in patients with clear cell renal cell carcinoma. Clin Cancer Res, 26(4): 793-803.

Criscuolo D, Clark RT Jr. 1955. Effects of low and high iron supplementation on hypoxic rats. Am J Physiol, 180(1): 215-218.

Dadi S, Chhangawala S. 2016. Cancer immunosurveillance by tissue-resident innate lymphoid cells and innate-like T cells. Cell, 164(3): 365-377.

Domenech E, Maestre C. 2015. AMPK and PFKFB3 mediate glycolysis and survival in response to mitophagy during mitotic arrest. Nat Cell Biol, 17(10): 1304-1316.

Duan C, Yan F. 1999. Changes of superoxide dismutase, glutathione perioxidase and lipid peroxides in the brain of mice preconditioned by hypoxia. Biol Signals Recept, 8(4-5): 256-260.

Garnier P, Bertrand N. 2002. Chemical preconditioning with 3-nitropropionic acid: lack of induction of neuronal tolerance in gerbil hippocampus subjected to transient forebrain ischemia. Brain Res Bull, 58(1): 33-39.

Garnier P, Demougeot C. 2001. Stress response to hypoxia in gerbil brain: HO-1 and Mn SOD expression and glial activation. Brain Res, 893(1-2): 301-309.

Gidday JM, Park TS. 2010. Erythropoietin and prenatal hypoxia-ischemia. J Neurosurg Pediatr, 6(3): 203-205.

Gidday JM, Shah AR. 1999. Nitric oxide mediates cerebral ischemic tolerance in a neonatal rat model of hypoxic preconditioning. J Cereb Blood Flow Metab, 19(3): 331-340.

Gomez-Herreros F, Zagnoli-Vieira G. 2017. TDP2 suppresses chromosomal translocations induced by DNA topoisomerase II during gene transcription. Nat Commun, 8(1): 233.

Guo X, Zhao Y. 2017. Single tumor-initiating cells evade immune clearance by recruiting type II macrophages. Genes Dev, 31(3): 247-59.

Houston CS, Riley RL. 1947. Respiratory and circulatory changes during acclimatization to high altitude. Am J Physiol, 149(3): 565-588.

Kalos M, Levine B L. 2011. T cells with chimeric antigen receptors have potent antitumor effects and can establish memory in patients with advanced leukemia. Sci Transl Med, 3(95): 73r-95r.

Kirkegaard T, Roth AG. 2010. Hsp70 stabilizes lysosomes and reverts Niemann-Pick disease-associated lysosomal pathology. Nature, 463(7280): 549-553.

Kopecky M. 1960. Hemoglobin in rats adapted to altitude anoxia. Cesk Fysiol, 9: 242-243.

Larkin J. 2019. Five-year survival with combined nivolumab and ipilimumab in advanced melanoma. N Engl J Med, 381(16): 1535-1546.

Leach DR. 1996. Enhancement of antitumor immunity by CTLA-4 blockade. Science, 271(5256): 1734-1736.

Liu J, Ginis I. 2000. Hypoxic preconditioning protects cultured neurons against hypoxic stress via TNF-alpha and ceramide. Am J Physiol Cell Physiol, 278(1): C144-153.

Liu X, Pu Y, Cron K. 2015. CD47 blockade triggers T cell-mediated destruction of immunogenic tumors. Nat Med, 21(10): 1209-1215.

Lordick F, Al-Batran SE. 2021. Patient-reported outcomes from the phase II FAST trial of zolbetuximab plus EOX compared to EOX alone as first-line treatment of patients with metastatic CLDN18.2+ gastroesophageal adenocarcinoma. Gastric Cancer, 24(3): 721-730.

Luo CT, Liao W. 2014. Identification and characterization of alphavirus M1 as a selective oncolytic virus targeting ZAP-defective human cancers. Proc Natl Acad Sci U S A, 111(42): E4504-E4512.

Martin RM, Ikeda K. 2019. Highly efficient and marker-free genome editing of human pluripotent stem cells by CRISPR-Cas9 RNP and AAV6 donor-mediated homologous recombination. Cell Stem Cell, 24(5): 821-828 e5.

Martin-Montalvo A, Mercken EM. 2013. Metformin improves healthspan and lifespan in mice. Nat Commun, 4: 2192.

Meyer CA, Liu XS. 2014. Identifying and mitigating bias in next-generation sequencing methods for chromatin biology. Nat Rev Genet, 15(11): 709-721.

Miller JF, Sadelain M. 2015. The journey from discoveries in fundamental immunology to cancer immunotherapy. Cancer Cell, 27(4): 439-449.

Monette A, Ceccaldi C. 2016. Chitosan thermogels for local expansion and delivery of tumor-specific T lymphocytes towards enhanced cancer immunotherapies. Biomaterials, 75: 237-249.

Monge C, Cazorla A. 1955. A description of the circulatory dynamics in the heart and lungs of people at sea level and at high altitude by means of the dye dilution technique. Acta Physiol Lat Am, 5(4): 198-210.

Moore LG. 2017. Measuring high-altitude adaptation. Appl Physiol (1985), 123(5): 1371-1385.

Mujumdar N, Banerjee S. 2014. Triptolide activates unfolded protein response leading to chronic ER stress in pancreatic cancer cells. Am J Physiol Gastrointest Liver Physiol, 306(11): G1011-G1020.

Murry CE, Jennings RB, Reimer KA. 1986. Preconditioning with ischemia: a delay of lethal cell injury in ischemic myocardium Circulation, 74(5): 1124-1136.

Nakata T, Hearse DJ. 1990. Are reperfusion-induced arrhythmias caused by disinhibition of an arrhythmogenic component of ischemia? J Mol Cell Cardiol, 22(8): 843-858.

Neri F. 2017. Intragenic DNA methylation prevents spurious transcription initiation. Nature, 543(7643): 72-77.

Northrup WF, Nicoloff DM. 1982. Effect of sodium nitroprusside during the payback period of cardiopulmonary bypass on the incidence of postoperative arrhythmias. Ann Thorac Surg, 34(3): 307-312.

Opitz E, Saathoff J. 1952. Surviving time of the primitive shallow breathing center in different species of warm blooded animals before and after acclimatization to altitude. Pflugers Arch Gesamte Physiol Menschen Tiere, 255(6): 485-491.

Pang MF, Siedlik MJ. 2016. Tissue stiffness and hypoxia modulate the integrin-linked kinase ILK to control breast cancer stem-like cells. Cancer Res, 76(18): 5277-5287.

Paolino M, Choidas A. 2014. The E3 ligase Cbl-b and TAM receptors regulate cancer metastasis via natural killer cells. Nature, 507(7493): 508-512.

Procko E, Berguig GY. 2014. A computationally designed inhibitor of an Epstein-Barr viral Bcl-2 protein induces apoptosis in infected cells. Cell, 157(7): 1644-1656.

Rauca C, Zerbe R. 2000. The importance of free hydroxyl radicals to hypoxia preconditioning. Brain Res, 868(1): 147-149.

Rising CL, D'Alecy LG. 1989. Hypoxia-induced increases in hypoxic tolerance augmented by beta-hydroxybutyrate in mice. Stroke, 20(9): 1219-1225.

Robey EA. 2004. Notch signaling in lymphocyte development and function. Curr Opin Immunol, 16(3): 360-366.

Schurr A, Reid KH. 1986. Adaptation of adult brain tissue to anoxia and hypoxia *in vitro*. Brain Res, 374(2): 244-248.

Sharma P. 2015. The future of immune checkpoint therapy. Science, 348(6230): 56-61.

Siggs OM, Popkin DL. 2015. Mutation of the ER retention receptor KDELR1 leads to cell-intrinsic lymphopenia and a failure to control chronic viral infection. Proc Natl Acad Sci U S A, 112(42): E5706-E5714.

Tian H, Mcknight SL. 1997. Endothelial PAS domain protein 1 (EPAS1), a transcription factor selectively expressed in endothelial cells . Genes Dev, 11(1): 72-82.

Topalian SL, Drake CG. 2015. Immune checkpoint blockade: a common denominator approach to cancer therapy. Cancer Cell, 27(4): 450-461.

Topalian SL, Hodi FS. 2012. Safety, activity, and immune correlates of anti-PD-1 antibody in cancer. N Engl J Med, 366(26): 2443-2454.

Trams EG. 1981. Exfoliation of membrane ecto-enzymes in the form of micro-vesicles. Biochim Biophys Acta, 645(1): 63-70.

Turajlic S, Larkin J. 2014. SnapShot: renal cell carcinoma. Cell, 163(6): 1556-e1.

Tyrakis PA, Palazon A. 2016. S-2-hydroxyglutarate regulates CD8 + T-lymphocyte fate. Nature, 540(7632): 236-241.

Vannucci RC, Rossini A. 1997. Measuring the accentuation of the brain damage that arises from perinatal cerebral hypoxia-ischemia. Biol Neonate, 72(3): 187-191.

Velasquez T. 1959. Correlation between altitude and consciousness time in high-altitude natives. Proj Rep USAF Sch Aviat Med, 60(8): 1-10.

Wada T, Kondoh T. 1999. Ischemic "cross" tolerance in hypoxic ischemia of immature rat brain. Brain Res, 847(2): 299-307.

Wang P, Lindsay J. 2014. Phosphorylation of the proapoptotic BH3-only protein bid primes mitochondria for apoptosis during mitotic arrest. Cell Rep, 7(3): 661-671.

Wu J J, Li W. 2015. Inhibition of cGAS DNA sensing by a herpesvirus virion protein. Cell Host Microbe, 18(3): 333-344.

Xie J, Lu G. 1999. Role of excitatory amino acids in hypoxic preconditioning. Biol Signals Recept, 8(4-5): 267-274.

Yang F, Zhang H. 2014. Reciprocal regulation of HIF-1α and lincRNA-p21 modulates the Warburg effect. Mol Cell, 53(1): 88-100.

Yao J, Zhang L. 2016. Tumorigenic potential is restored during differentiation in fusion-reprogrammed cancer cells. Cell Death Dis, 7(7): e2314.

Yi X, Liang Y. 2010. Sequencing of 50 human exomes reveals adaptation to high altitude. Science, 329(5987): 75-78.

Yuan J, Page DB. 2010. Correlation of clinical and immunological data in a metastatic melanoma patient with heterogeneous tumor responses to ipilimumab therapy. Cancer Immun, 10: 1.

Zhang WL, Lu GW. 1999. Changes of adenosine and its A(1) receptor in hypoxic preconditioning. Biol Signals Recept, 8(4-5): 275-280.

Zhang Z, Liu F. 2017. Conformational changes of CFTR upon phosphorylation and ATP binding. Cell, 170(3): 483-491.

Zhao D, Lu X. 2017. Synthetic essentiality of chromatin remodelling factor CHD1 in PTEN-deficient cancer. Nature, 542(7642): 484-488.

Zheng L, Yang W. 2013. Prognostic significance of AMPK activation and therapeutic effects of metformin in hepatocellular carcinoma. Clin Cancer Res, 19(19): 5372-5380.

后　记

　　作者根据平素积累的素材，包括不在自己专业范围内的素材，在观察事物和总结人生体验的基础上加以系统地整理，并引入一些哲理性的思考，尝试从哲学的视角去领悟和把握这些憧憬、遐想及疑虑、期待的内涵。这些思考和领悟只是个人的一些探索性理念，作者期望这些表述对于读者用哲学的头脑和健康的精神来指导自身保健有所启迪，从而使其更加聪颖地提升自身的身心健康、驾驭自己的多彩人生。只有真理才是真美。人们不会忽略任何通向真理的路径。人们对事物内在的哲理性体验和领悟，将会使人们更加聪慧。